药店零售与服务技术

PHARMACY RETAIL AND SERVICE TECHNOLOGY

主　编　夏　梦　陈　诚

副主编　罗统勇　李　健

编　者（按姓氏拼音排序）

陈　诚（广西中医药大学附设中医学校）

陈艳华（广西中医药大学附设中医学校）

胡龙英（柳州桂中大药房连锁有限责任公司）

李　健（广西中医药大学附设中医学校）

刘显萍（广西健之佳药店连锁有限公司）

罗统勇（广西中医药大学附设中医学校）

孙雪林（广西中医药大学附设中医学校）

吴　霜（广西中医药大学附设中医学校）

夏　梦（广西中医药大学附设中医学校）

杨　栩（广西中医药大学附设中医学校）

复旦大學出版社

内容简介

在"岗课赛证"融通的背景下,本教材以药店药品经营过程为主线,以药店营业员实际典型岗位工作任务为载体选取教学任务,遵循新型活页式教材编写理念,将教材整体结构分为八个工作领域,包括认识零售药店、药品验收与陈列、药品销售、处方识读与调配、常见症状的用药推荐、常见疾病的用药推荐、常见疾病的用药指导、药品盘点与核算。教材编写内容依托药店营业员的岗位标准、"药店零售与服务技术"的课程标准、全国医药行业特有职业技能竞赛的比赛标准和药品购销职业技能等级证书的考核标准,以真实工作任务所必备的职业能力为主线进行编写,教材同步建设了配套的数字化教学资源,包括课件、习题、视频、微课、动画等,丰富了教材的表现形式,满足了信息化教学的需要,突出了教材的职业性、实践性和实用性。本教材可作为药学类专业教材,也可作为药店从业人员的培训资料。

本套教材配备相关的课件,欢迎教师完整填写学校信息来函免费获取:xdxtzfudan@163.com。

前言

　　药店零售与服务技术是中职药剂专业的专业核心课程,本课程直接对接药店营业员岗位,通过课程学习,学生能够独立完成药品经营工作,能对顾客进行用药指导和健康教育,是学生进入药店工作所必备的专业核心课程。

　　在"岗课赛证"融通的背景下,以药店职业岗位典型工作任务为主线,将教材整体结构设计为八个工作领域,包括认识零售药店、药品验收与陈列、药品销售、处方识读与调配、常见症状的用药推荐、常见疾病的用药推荐、常见疾病的用药指导、药品盘点与核算。教材编写内容依托药店营业员的岗位标准、"药店零售与服务技术"的课程标准、全国医药行业特有职业技能竞赛的比赛标准和药品购销职业技能等级证书的考核标准,将实际工作领域引入教材,以真实工作任务所必备的职业能力为主线进行编写,教材同步建设了配套的数字化教学资源,包括 PPT、习题、视频、微课、动画等,丰富了教材的表现形式,满足了信息化教学的需要,突出了教材的职业性、实践性和实用性。

　　本教材采用活页式教材编写的思路,每个工作任务配备"岗位情境",引入真实的药店零售与服务岗位案例,创设工作岗位情境;"学习目标"明确课堂内容的知识目标、能力目标和素质目标,为课堂学习明确方向;"基本知识"讲述需要完成赛前演练所需的理论知识;"赛前演练"将全国医药行业特有职业技能竞赛的比赛内容融入课程教学内容中,使药学人才培养与药学类竞赛有效衔接,每个赛前演练配备操作步骤和学习结果评价表,检验学生的实践能力;每个工作领域配备"证书考点",将职业技能等级证书的考核内容作为对整个工作领域的知识检测和巩固。整本教材实现了"岗课赛证"的有效融通,遵循了现代职业教育的发展理念。

　　另外,本教材还设立了两个特色版块,分别是"灿烂民族医药"和"药德榜样"。"灿烂民族医药"介绍壮医药、瑶医药、藏医药、蒙医药等民族医药的相关知识,使教材具备民族医药传统特色。"药德榜样"以"职业认同、质量意识、服务精神、守护健康、实事求是"思政主题为主线,挖掘与工作任务相关的思政素材,贯彻落实课程思政,强调德技双修、知行合一,实现立德树人的根本任务。同时在用药指导领域新编中成药用药指导模块,将中医药传统特色体现在教材中,注重教材表现形式,力求使教材"形""神"兼备,为培养中医药特色的德技双馨大健康药学人才提供教材支撑。

在编写过程中,编者参考了大量相关资料,得到了广西健之佳药店连锁有限公司、柳州桂中大药房连锁有限责任公司的大力支持,再次表示感谢。由于各种因素的限制,本书的编写仍存在许多不足之处,敬请广大师生批评指正。

夏 梦

2023 年 5 月

目录

数字资源

工作任务 1-1 认识零售药店

 岗位情境

李奶奶是一位糖尿病患者,这天她来到楼下新开业的零售药店购买格列美脲片。小梁是该店的实习生,小梁该如何准确、快速地引导李奶奶到相应的区域购买该降糖药呢?

思考:零售药店的布局有哪些? 这些区域有哪些功能?

知识目标

- 掌握零售药店的布局。
- 熟知零售药店的岗位职责。
- 了解零售药店的概念。

能力目标

- 能熟知零售药店的布局。
- 能熟知零售药店的岗位职责。

素质目标

- 具有从事药店零售与服务工作的职业认同感。

药德榜样

李药师从事药店工作20年,任劳任怨、乐于奉献,把曾经许下的"医学生誓言"牢记心中,为患者排忧解难,提供优质的服务。在接待顾客中,他时刻从患者的角度出发,坚持推荐质优价廉的药品以满足患者的需求,并像家人一样为患者做好健康教育。他深刻地认识到药店营业员这个工作岗位的重要性,对药店零售与服务工作具有强烈的职业认同感,不忘初心,始终坚守在药店营业员的工作岗位中,默默守护着百姓的健康。

职业能力 1-1-1 熟知零售药店的布局

一、基本知识

（一）零售药店的概念

零售药店是指取得国家有关部门批准开办和经营许可后，以向消费者直接销售药品及健康相关产品为主要业务，并为消费者直接提供药学和健康领域专业服务的零售营业场所。

知识链接

不同业态形式的药店特征及主要经营品类

药诊店：拥有具有处方权的坐堂医生，以中医居多，提供处方、代客煎药等服务；主要经营处方药、中药饮片、中成药等。

网上药店：医药企业依法建立的，能实现与个人消费者在互联网上进行医药商品和服务交易的电子虚拟销售市场，主要面对白领及习惯网购的年轻人；主要经营高档 OTC 药品、特殊功能化妆品等。

药妆店：主要依托药店的专业背景，为追求美丽时尚的女性提供各种皮肤护理、美容咨询以及化妆品知识的专业服务。

DTP 药房：以销售专业新特药、自费药为主，满足特定慢病患者长期用药需求，并提供专业服务及配送服务等，主要经营抗肿瘤、抗丙肝等特定领域的处方药和新特药。

（二）零售药店的布局

根据《药品经营质量管理规范》，零售药店的营业场所应当与其药品经营范围、经营规模相适应，并与药品储存、办公、生活辅助及其他区域分开。零售药店一般划分为药品经营区、非药品经营区、收银区、办公区等 4 个区域。

1. **药品经营区** 划分为常温区、阴凉区、冷藏区、中药饮片区，4 区药品不得混淆。其中常温区、阴凉区内再划分为处方药经营区和非处方药经营区，处方药经营区存放陈列处方药，非处方药经营区存放陈列非处方药，并有处方药、非处方药专用标识。

（1）常温区：温度范围为 10～30℃，存放陈列常温储存药品。

（2）阴凉区：温度不超过 20℃，存放陈列阴凉储存药品。

（3）冷藏区：温度范围为 2～8℃，存放陈列低温储存药品。

（4）中药饮片区：存放、经营中药饮片。

2. **非药品经营区** 划分为医疗器械经营区、保健食品经营区、化妆品经营区等。

（1）医疗器械经营区：国家对医疗器械按照风险程度实行分类管理，按Ⅰ类、Ⅱ类、Ⅲ类分开陈列。零售药店主要经营Ⅰ类和Ⅱ类医疗器械。

（2）保健食品经营区：按保健功能分开陈列。

（3）化妆品经营区：按功效宣称、作用部位、使用人群、产品剂型和使用方法等分开陈列。

3. 收银区　一般设置在药店的出入口处，除完成收银功能外，还适合陈列一些常用的小商品，既可以满足顾客需求，也能促进店内销售。

4. 办公区　适应经营办公需要，设经营办公设施、资料存放设施。

知识链接

医疗器械的分类管理

国家对医疗器械按照风险程度实行分类管理。

第一类是风险程度低，实行常规管理可以保证其安全、有效的医疗器械。

第二类是具有中度风险，需要严格控制管理以保证其安全、有效的医疗器械。

第三类是具有较高风险，需要采取特别措施严格控制管理以保证其安全、有效的医疗器械。

一般零售药店的划分区域设置如图1-1-1所示。

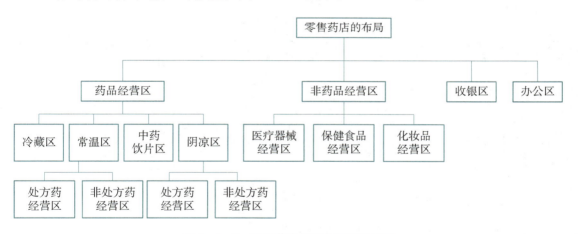

图1-1-1　零售药店的划分区域设置图

二、赛前演练

（一）演练任务

李店长为了让药店实习生快速熟悉药店的工作，更好地掌握药店营业员的工作内容，举办了一场实习生的考核活动，考核内容为绘制出所在药店的布局平面简图，并标记各布局名称，阐述各布局的功能。

任务：请根据案例绘制出一幅药店布局平面简图，并标记各布局名称，阐述各布局的功能。

（二）零售药店的布局

零售药店布局如表1-1-1所示。

表 1-1-1　零售药店的布局

零售药店的布局	功　　能
药品经营区	常温区:存放陈列常温储存药品
	阴凉区:存放陈列阴凉储存药品
	冷藏区:存放陈列低温储存药品
	中药饮片区:存放、经营中药饮片
非药品经营区	医疗器械经营区:医疗器械按Ⅰ类、Ⅱ类、Ⅲ类分开陈列
	保健食品经营区:按保健功能分开陈列
	化妆品经营区:按功效宣称、作用部位、使用人群、产品剂型和使用方法等分开陈列
收银区	除完成收银功能外,还适合陈列一些常用的小商品,满足顾客需求,促进销售
办公区	适应经营办公需要,设经营办公设施、资料存放设施

（三）学习结果评价

学习结果评价如表 1-1-2 所示。

表 1-1-2　学习结果评价表

序号	评价内容	配分	评分标准	自评	互评	考评	均分
1	个人表现	15	(1) 仪容仪表 5 分 (2) 语言表达 5 分 (3) 肢体语言 5 分				
2	零售药店布局	40	正确绘制零售药店的布局平面简图,绘制出 1 个区域并标记各布局名称 10 分,4 个区域共 40 分				
3	布局的功能	45	(1) 准确阐述药品经营区的功能 20 分 (2) 准确阐述非药品经营区的功能 15 分 (3) 准确阐述收银区功能 5 分 (4) 准确阐述办公区功能 5 分				
			总分				

职业能力 1-1-2　熟知零售药店的岗位职责

一、基本知识

《中华人民共和国药品管理法》(简称《药品管理法》)规定,零售药店的从业人员应是依法经过资格认定的药师或者其他药学技术人员,并按照《药品经营质量管理规范》开展工作。

零售药店按照相关法律法规和实际需要应配备企业负责人(店长)、执业药师、质量负责人、营业员、收银员、中药饮片调剂员等。

1. 企业负责人(店长)　负责药店的全面工作,是药店最直接的管理人。店长的主要工作职责是完成日常事务管理,包括员工管理、顾客管理、销售管理等,并协调各部门的关系,指导相关工作。

(1)员工管理:主要工作内容为排班管理、考勤管理、员工培训、员工考核等。

1)排班管理。根据药店营业高、低峰情况,结合员工的实际情况,完成门店员工的排班工作。

2)考勤管理。合理安排员工的排班,每日掌握员工的出勤情况,保证正常营业。

3)员工培训。通常在例会或者晨会上进行,有计划、有目标地按预定程序培训。店长还应了解店员的性格,协调店员之间的关系,并结合店员的情况进行针对性的培训,促进团队和谐、向上发展,以提高门店的销售额。

4)员工考核。对店员的工作能力、工作质量及工作绩效进行考核,主要考核内容包括工作相关的基础知识、工作技能、工作态度、工作业绩等。考核结果是企业激励员工的主要依据。

(2)顾客管理:组织员工做好顾客服务工作,对顾客进行精细化管理,提升顾客服务质量。

(3)销售管理:规范门店的药品销售过程,优化商品管理,制定销售计划及合理的销售目标;掌握日常营业数据,有针对性的调整商品销售策略,提高门店绩效。

2. 执业药师(药师)　遵守国家药品管理法律法规,熟悉药品性能,掌握专业知识和技能。在药店工作的执业药师(药师)具体的工作内容主要有以下几项。

(1)药品销售:根据顾客需求,向其提供健康及药品信息,指导、帮助顾客正确选购非处方药。负责处方的审核、核对、发药及调配监督,提供用药咨询与信息服务,指导合理用药。负责药物不良反应的记录、上报及处方管理工作。

(2)慢病管理:为慢病患者提供全面的连续、主动的管理,以达到促进康复、延缓慢病进程、减少并发症、降低伤残率、延长寿命的目的,提高患者生活质量。

(3)处理质量问题:负责药品质量的监督和管理,参与制定、实施药品全面质量管理工作,对违反《药品管理法》及有关法规的行为或决定有责任提出劝告、制止、拒绝执行,并按规定报告。

(4)药品知识培训:参与药店员工的药学教育、培训及辅导工作,及时传达国家药品管理的有关政策法规,辅助员工理解和掌握相关药品知识,提高员工的专业素养。

3. 营业员　服从店长管理,向药师学习、请教,增强专业素养;按照零售药店服务管理规程,做好消费者接待工作。营业员的工作重点内容有以下几项。

(1)商品管理:做好分管区域商品的陈列、清洁、效期管理、缺货登记、盘点、防盗等工作。

(2)商品销售:熟悉商品信息、卖点,准确客观地向顾客说明商品的特性和用途、注意事项等;在执业药师指导下,为消费者提供适当的药学服务,做好药品销售工作。

(3)顾客服务:做好顾客接待工作,为顾客提供优质、愉悦的购物体验。

4. 收银员　为顾客提供快速、准确的收银服务,并做好现金管理、药店防损防盗、商品推广促销、报表填写、员工交接班等工作。一般零售药店的岗位设置及职责如图1-1-2所示。

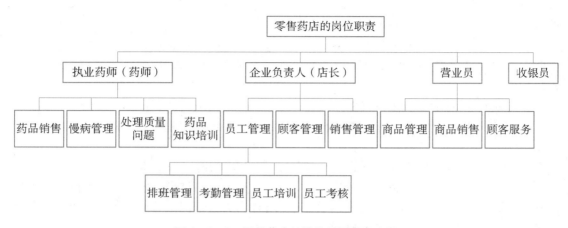

图 1-1-2　零售药店的岗位设置及职责图

二、赛前演练

（一）演练任务

李店长为了让药店实习生快速熟悉药店的工作,更好地掌握药店营业员的工作内容,再次举办了一场实习生的考核活动,考核内容为零售药店的工作岗位及职责。

任务:请根据案例阐述零售药店的岗位及职责。

（二）零售药店的岗位职责

零售药店的岗位职责如表 1-1-3 所示。

表 1-1-3　零售药店的岗位职责

序号	零售药店的岗位	职　责
1	企业负责人（店长）	员工管理:排班管理、考勤管理、员工培训、员工考核等
		顾客管理:组织员工做好顾客服务工作,对顾客进行精细化管理
		销售管理:规范门店的药品销售过程,优化商品管理
2	执业药师（药师）	药品销售:为顾客提供健康及药品信息,指导、帮助顾客购买药品
		慢病管理:为慢病患者提供健康管理,提高患者生活质量
		处理质量问题:处理商品质量事故及顾客投诉问题
		药品知识培训:参与药店员工药学教育、培训及辅导工作
3	营业员	商品管理:做好分管区域商品的陈列、清洁、效期管理、缺货登记、盘点、防盗等工作
		商品销售:熟悉商品信息、卖点,做好药品销售工作
		顾客服务:做好顾客接待工作,为顾客提供优质、愉悦的购物体验
4	收银员	为顾客提供快速、准确的收银服务,并做好现金管理、药店防损防盗和商品推广促销等工作

（三）学习结果评价

学习结果评价如表1-1-4所示。

表1-1-4　学习结果评价表

序号	评价内容	配分	评分标准	自评	互评	考评	均分
1	个人表现	15	（1）仪容仪表5分 （2）语言表达5分 （3）肢体语言5分				
2	零售药店的岗位	30	准确阐述零售药店的工作岗位30分				
3	工作岗位的职责	55	（1）准确阐述企业负责人（店长）职责15分 （2）准确阐述执业药师（药师）职责20分 （3）准确阐述营业员职责15分 （4）准确阐述收银员职责5分				
总分							

工作任务 1－2　开办零售药店

 岗位情境

　　小张是某知名连锁医药公司的实习生,随着公司业务发展的需要,总部准备新开一家药店。小张对如何筹办一家新药店充满了好奇心,便请教了总部相关部门的黄经理。

　　思考:开办零售药店需要具备哪些条件? 其开办的程序及需准备的材料是什么?

知识目标

● 掌握开办零售药店的条件、程序和需准备的材料。
● 熟悉零售药店相关法律法规。

能力目标

● 能熟知开办零售药店的条件、程序。

素质目标

● 具有从事药店零售与服务工作的职业认同感及爱岗敬业的工作作风。

药德榜样

　　小李是药学专业毕业的学生,他通过这几年的学习,深知药学服务是医疗服务的重要组成部分,他立志运用自己所学的知识投身于药品服务行业中,为药学服务奉献自己的一份力量。小李毕业后,长期在药店一线工作,工作期间他一如既往的踏实肯干,爱岗敬业,通过这几年的工作历练,他积累了经验,增长了见识,对自己的职业有了更深的认同感,于是在父母的支持下,他想自己开办一家零售药店,继续深耕于医药销售行业,扎根在药店零售与服务的工作岗位。

职业能力 1-2-1 熟知开办零售药店的条件、程序

一、基础知识

（一）开办零售药店的基本条件

根据《药品管理法》，从事药品经营活动，应当具备以下条件。

1. 有依法经过资格认定的药师或者其他药学技术人员 具有与经营规模相适应的一定数量的执业药师，企业法定代表人或者负责人应当具备执业药师资格。营业员应当具有高中以上文化程度或者符合省级食品药品监督管理部门规定的条件。中药饮片调剂人员应当具有中药学中专以上学历或者具备中药调剂员资格。

2. 有与所经营药品相适应的营业场所、设备、仓储设施和卫生环境 企业的营业场所应当与其药品经营范围、经营规模相适应，并与药品储存、办公、生活辅助及其他区域分开。营业场所应当具有相应设施或者采取其他有效措施，避免药品受室外环境的影响，并做到宽敞、明亮、整洁、卫生。营业场所应当有以下营业设备：货架和柜台；监测、调控温度的设备；经营中药饮片的，有存放饮片和处方调配的设备；经营冷藏药品的，有专用冷藏设备；经营第二类精神药品、毒性中药品种和罂粟壳的，有符合安全规定的专用存放设备；药品拆零销售所需的调配工具、包装用品。

3. 有与所经营药品相适应的质量管理机构或者人员 设置质量管理组织机构，配备质量负责人。质量负责人应当具有药学或者医学、生物、化学等相关专业学历或者具有药学专业技术职称，负责质量管理、验收、采购等。

4. 有保证药品质量的规章制度 并符合国务院药品监督管理部门依据本法制定的药品经营质量管理规范要求。

知识链接

药学技术人员

药学技术人员是指在零售药店内从事与药品销售质量管理和药学服务有关工作并依法取得药学（中药学）专业技术资格、执业资格的人员，包括技术职称系列的（中）药士、（中）药师、主管（中）药师、副主任（中）药师、主任（中）药师；执业资格的执业（中）药师等。

（二）开办零售药店的程序

1. 申请筹建 申办人向拟办企业所在地设区的市级药品监督管理机构或者省、自治区、直辖市人民政府药品监督管理部门直接设置的县级药品监督管理机构提出申请。

2. 申请《药品经营许可证》 申办人完成拟办企业筹建后，向原审批机构申请验收。原审批机构应当自收到申请之日起 15 个工作日内，依据《药品管理法》规定的开办条件组织验

收;符合条件的,发给《药品经营许可证》。

3. 申请《药品经营质量管理规范》认证(GSP 认证)　新开办的药品零售药店,应当自取得《药品经营许可证》之日起 30 日内,向发给其《药品经营许可证》的药品监督管理部门或者药品监督管理机构申请《药品经营质量管理规范》认证。

(三)开办零售药店需准备的材料

(1) 拟办企业法定代表人、企业负责人、质量负责人学历证明的原件、复印件及个人简历。

(2) 执业药师执业证书的原件、复印件。

(3) 拟经营药品的范围。

(4) 拟设营业场所、设备、仓储设施及周边卫生环境等情况说明。

(四)药店相关法律法规

1. 《中华人民共和国药品管理法》　简称《药品管理法》,它是为加强药品监督管理,保证药品质量,保障人体用药安全,维护人民身体健康和用药的合法权益而制定的法律。现行版本于 2019 年 12 月 1 日起施行。

2. 《药品经营质量管理规范》(GSP)　现行的版本于 2016 年 6 月 30 日经国家食品药品监督管理总局局务会议审议通过并公布,自公布之日起施行。

3. 《中华人民共和国药品管理法实施条例》　简称《药品管理法实施条例》,自 2016 年 2 月 6 日起施行。

4. 《药品流通监督管理办法》　本办法自 2007 年 5 月 1 日起施行,目的是加强药品监督管理,规范药品流通秩序,保证药品质量。

5. 《药品经营许可证管理办法》　是为加强药品经营许可工作的监督管理,根据《药品管理法》《药品管理法实施条例》的有关规定,制定本办法。

6. 《处方药与非处方药分类管理办法(试行)》　是国家药品监督管理局发布的药品类管理办法,于 2000 年 1 月 1 日起正式施行。本办法对于处方药的调配、购买和使用以及非处方药的标签、说明、包装印刷和销售都进行了明确的规定。

二、赛前演练

(一)演练任务

小楠在当地知名连锁医药公司工作,随着公司业务的发展,当地人民路将新开办一家零售药店,由小楠担任新店的店长,并负责新店的筹办和管理工作。小楠在接到任务后开始了紧张的筹办工作。

任务:根据上述案例,请写出开办药店的办理条件及程序,列举需要准备的材料。

(二)操作步骤

操作步骤如表 1 - 2 - 1 所示。

表 1 - 2 - 1　操作步骤表

序号	操作步骤	操作标准
1	开办零售药店的基本条件	(1) 有依法经过资格认定的药师或者其他药学技术人员 (2) 有与所经营药品相适应的营业场所、设备、仓储设施和卫生环境 (3) 有与所经营药品相适应的质量管理机构或者人员 (4) 有保证药品质量的规章制度

续　表

序号	操作步骤	操作标准
2	开办零售药店的流程	(1) 申请筹建。申办人向拟办企业所在地的药品监督管理机构提出申请 (2) 申请《药品经营许可证》。申办人完成拟办企业筹建后,向原审批机构申请验收,并申请《药品经营许可证》 (3) 申请《药品经营质量管理规范》认证(GSP认证)。申办人申请《药品经营质量管理规范》认证
3	开办零售药店所需的材料	(1) 拟办企业法定代表人、企业负责人、质量负责人学历证明的原件、复印件及个人简历 (2) 执业药师执业证书的原件、复印件 (3) 拟经营药品的范围 (4) 拟设营业场所、设备、仓储设施及周边卫生环境等情况说明

（三）学习结果评价

学习结果评价如表1-2-2所示。

表1-2-2　学习结果评价表

序号	评价内容	配分	评分标准	自评	互评	考评	均分
1	个人表现	10	(1) 仪容仪表5分 (2) 积极认真5分				
2	开办零售药店的条件	40	正确写出开办零售药店的基本条件,写出1项10分,共40分				
3	开办零售药店的流程	30	正确写出开办零售药店的流程,写出1项10分,共30分				
4	开办零售药店所需的材料	20	正确写出开办零售药店需准备的材料,写出1项5分,共20分				
总分							

 灿烂民族医药

壮医药——特色鲜明的民族医药

　　壮医药是壮族人民宝贵的文化遗产,是祖国传统医药的重要组成部分,是壮族人民在长期的生产、生活中同疾病做斗争的实践经验总结,有着独特的理论和丰富的内容。《中华人民共和国中医药法》指出,中医药是包括汉族和少数民族医药在内的我国各民族医药的统称,壮医药是中医药不可分割的重要组成部分。

　　早在石器时代,壮族先民就使用陶针和骨针来减轻生产生活中受到的疾病痛苦。在生产活动中,由采食植物进而识别百草,壮医药已开始萌芽,有了原始的雏形。从秦汉至隋朝,是壮医药知识的经验积累期,初步形成了具有浓郁民族特色的壮医药,在此基础上,经过历代壮医专家、学者的整理提高,初步形成了壮医药理论的雏形,至晚清和民国时期,壮医药理论逐步形成。20世纪50年代中后期,广西开始对壮医药进行发掘整理,并形成了壮医理论体系的框架和轮廓——"三气同步""三道""两路""毒虚致病"等。这标志着壮医药的发掘整理研究已从整体上提高到一个新的水平。同时,科研人员对壮医药线点灸疗法和壮医药罐疗法进行了深入发掘整理研究,取得了丰硕的成果,并逐步在临床上推广应用,为民族医药事业发展做出了杰出贡献。

 证书考点

请扫描二维码

练一练

（杨　栩）

数字资源

工作任务 2-1　药品验收

岗位情境

　　某医药公司今天新到一批药品,质量部准备派验收员小芳对这批药品进行验收。作为验收员的小芳,按照验收的流程及相关规定,很快就完成了这批药品的验收工作。

　　思考:验收员小芳验收的依据是什么? 药品验收的程序是什么?

学习目标

知识目标
- 掌握药品验收的程序。
- 熟悉药品验收的依据、注意事项。
- 了解药品验收的概念。

能力目标
- 能完成药品的验收工作。
- 会填写验收记录。

素质目标
- 增强药品质量意识,树立用药安全的理念。

药德榜样

　　某药检所所长扎根药品检验一线 30 余年,辛勤工作、默默奉献、严谨认真、求实创新,在历年的国家药品抽检检验工作中成绩突出。他在药品应急检验工作中,多次为涉药紧急事件及时准确地提供了检验数据和高质量的技术支持。他负责和参与研究的三七、天麻等 10 余个药品质量标准都已列入《中国药典》,促进了相关品种的产业升级和高质量发展。

　　他被授予"全国先进工作者"的光荣称号,进一步鼓舞了各级各类药学工作人员勤于创造、勇于奋斗,增强药品质量意识,树立用药安全的理念,切实保障人民群众用药安全有效。

职业能力 2-1-1 熟知药品验收依据

一、基本知识

（一）概念

药品验收是指验收人员依据相关法律法规和有关规定以及企业验收标准对采购药品的质量状况进行检查的过程。

《药品经营质量管理规范》规定，验收人员应在符合药品储存要求的场所和规定的时限内，严格按照规定的程序和要求对到货药品逐批进行验收，以确保采购药品质量符合相关药品标准，有效防止假劣药入库。

（二）药品验收的依据

1. 《药品经营质量管理规范》(GSP)　GSP规定，企业应当按照规定的程序和要求对到货药品逐批进行收货、验收，防止不合格药品入库。

（1）验收药品应当按照药品批号查验同批号的检验报告书。供货单位如果是批发企业，检验报告书应当加盖其质量管理专用章原印章。检验报告书的传递和保存可以采用电子数据形式，但应当保证其合法性和有效性。

（2）企业应当按照验收规定，对每次到货药品进行逐批抽样验收，抽取的样品应当具有代表性。①同一批号的药品应当至少检查一个最小包装，但生产企业有特殊质量控制要求或者打开最小包装可能影响药品质量的，可不打开最小包装；②破损、污染、渗液、封条损坏等包装异常以及零货、拼箱的，应当开箱检查至最小包装；③外包装及封签完整的原料药、实施批签发管理的生物制品，可不开箱检查。

（3）验收人员应当对抽样药品的外观、包装、标签、说明书以及相关的证明文件等逐一进行检查、核对；验收结束后，应当将抽取的完好样品放回原包装箱，加封并标示。特殊管理的药品应当按照相关规定在专库或者专区内验收。

（4）验收药品应当做好验收记录，包括药品的通用名称、剂型、规格、批准文号、批号、生产日期、有效期、生产厂商、供货单位、到货数量、到货日期、验收合格数量、验收结果等内容。验收人员应当在验收记录上签署姓名和验收日期。验收不合格的还应当注明不合格事项及处置措施。

（5）企业应当建立库存记录，验收合格的药品应当及时入库登记；验收不合格的药品，不得入库，并由质量管理部门处理。

2. 《药品管理法》　《药品管理法》规定，药品经营企业购进药品，必须建立并执行进货检查验收制度，验明药品合格证明和其他标识；不符合规定要求的，不得购进和销售。药品经营企业购销药品，必须有真实、完整的购销记录。购销记录必须注明药品的通用名称、剂型、规格、产品批号、有效期、上市许可持有人、生产企业、购销单位、购销数量、购销价格、购销日期及国家药品监督管理部门规定的其他内容。

二、赛前演练

（一）演练任务

小李，女，22岁，某药店实习生。今天新到货一批药品，店长要求小李对这批药品进行验收，因其没有验收药品的经历，不知道如何验收，随后店长要求其查询药品验收的依据，跟随店长一起验收。

任务：你作为店长将如何阐述药品验收的依据。

（二）操作步骤

操作步骤如表2-1-1所示。

表2-1-1 操作步骤

序号	操作步骤	操作标准
1	准备	言行举止、着装符合职业要求
2	查询依据	查询出药品验收依据有什么，并罗列书写出来
3	总结	能流畅表达药品验收的依据，无遗漏

（三）学习结果评价

学习结果评价如表2-1-2所示。

表2-1-2 学习结果评价表

序号	评价内容	配分	评分标准	自评	互评	考评	均分
1	准备	20	(1) 明确验收的目的10分 (2) 做好验收的心理准备10分				
2	依据要点	60	(1)《药品经营质量管理规范》(GSP)及具体内容30分 (2)《药品管理法》及具体内容30分				
3	表达	20	语言表达流畅20分				
合计							

职业能力2-1-2 完成药品验收工作

一、基本知识

（一）药品验收类型和人员要求

根据药品购销方式的不同，药品验收分为普通购销验收和直调药品验收；根据药品来源渠道不同,分为采购到货验收和销后退货验收;根据采购药品的性质和管理要求不同,分为一般药品验收、冷链药品验收、特殊管理药品验收。一般药品指常温和阴凉储存药品。

GSP规定,从事验收工作的人员,应当具有药学或者医学、生物、化学等相关专业中专以上学历或者具有药学初级以上专业技术职称;从事中药材、中药饮片验收工作的,应当具有中药学专业中专以上学历或者具有中药学中级以上专业技术职称。从事验收工作的人员应当在职在岗,不得兼职其他业务工作。

(二)药品验收

1. 药品验收的程序 药品验收由质量管理部专职验收人员负责,药品验收的一般程序包括药品核对、查验合格证明文件、抽取样品、检查样品、封箱还原、填写验收记录、入库交接等环节,如图2-1-1所示。

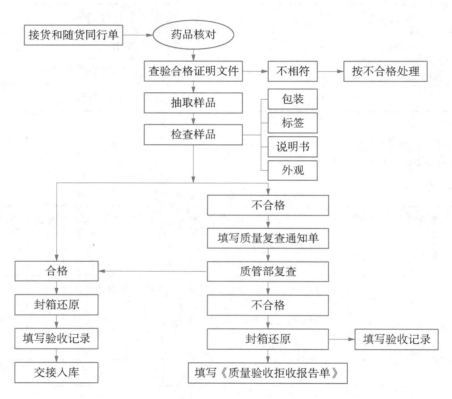

图2-1-1 药品验收流程图

2. 一般药品验收

(1)药品核对。首先清点大件数量,然后根据"随货同行单"再次逐一核对品名、规格、数量、生产批号、有效期至、生产企业、批准文号。

(2)查验合格证明文件。应按照批号逐批查验药品合格证明文件是否齐全,是否符合规定的要求。①检验报告书,按照药品批号查验同批号的检验报告书。检验报告书应当加盖供货单位检验专用或质量管理专用章原印章。检验报告书的传递和保存可以采用电子数据形式,但应当保证其合法性和有效性。②"生物制品批签发合格证",实施批签发管理的生物制品,需查验加盖供货单位药品检验专用章或质量管理专用章原印章的"生物制品批签发合格证"复印件。③进口药品相关证明文件,进口药品需查验加盖供货单位质量管理专用章原印章的相关证明文件:"进口药品注册证"或"医药产品注册证";进口麻醉药品、精神药品及蛋白同化制剂、肽类激素需有"进口准许证";首次国内进口的中药材需有"进口药材批件";首次在中国销售的化学品,有同批号的《进口药品检验报告书》;进口国家规定的实行批签发管理的生物制品,需有批签发证明文件和《进口药品检验报告书》。

　　(3)抽取样品。企业应当按照验收规定,对每次到货药品进行逐批抽样验收,抽取的样品应当具有代表性。抽取原则和要求如下。

　　1)对同一批号的整件药品,按照堆码情况随机抽样检查,抽样数量见表2-1-3。整件数量在 2 件及以下,要全部抽样检查;整件数量在 2 件以上至 50 件(包含 50 件)以下,至少抽样检查 3 件;整件数量在 50 件以上,每增加 50 件,至少增加抽样检查 1 件,不足 50 件,按50 件计。

表 2-1-3　整件药品的抽样数量

整件到货数量	抽样数量
N≤2	全抽
2＜N≤50	3 件
N＞50,每增加 50	在 3 件的基础上＋1(不足 50 件按 50 件计)

　　2)对抽取的整件药品应当进行开箱抽样检查,从每整件的上、中、下不同位置随机抽取3 个最小包装进行检查,对存在封口不牢、标签污损、有明显重量差异或外观异常等情况,加倍抽样进行再检查。

　　3)对整件药品存在破损、污染、渗液、封条损坏等包装异常,开箱检查至最小包装。

　　4)到货为非整件零货、拼箱的药品要逐箱检查,对同一批号的药品,至少随机抽取 1 个最小包装进行检查。

　　5)外包装及封条完整的原料药、实施批签发管理的生物制品,可不开箱检查。

　　(4)检查样品。验收员应对抽样药品的包装、标签、说明书、外观等逐一进行检查、核对,确认是否符合规定的验收标准。

　　1)检查药品包装。检查药品的外包装、内包装,核对相关包装的信息。检查药品运输储存包装:包装上的封条有无损坏,包装上是否清晰注明药品通用名、规格、数量、生产厂商、生产批号、生产日期、有效期、批准文号、贮藏、包装规格及储运图示标志。检查特殊管理的药品、外用药品、非处方药的标识等标记。检查药品最小包装封口是否严密、牢固,有无破损、污染或渗液现象,包装及标签印字是否清晰,标签粘贴是否牢固。

　　2)检查药品标签和说明书。检查药品最小包装的标签、说明书是否符合相关规定,见表 2-1-4。

表 2-1-4　药品标签和说明书检查内容

标签和说明书种类	抽样检查内容
内标签	通用名称、适应证或者功能主治、规格、用法用量、生产日期、产品批号、有效期、生产企业等内容
内标签(包装尺寸过小)	通用名称、规格、产品批号、有效期等内容
化学药品与生物制品说明书	药品名称(通用名称、商品名称、英文名称、汉语拼音)、成分(活性成分的化学名称、分子式、分子量、化学结构式)、性状、适应证、规格、用法用量、不良反应、禁忌证、注意事项、孕妇及哺乳期妇女用药、儿童用药、老年用药、药物相互作用、药物过量、临床试验、药理毒性、药代动力学、贮藏、包装、有效期、执行标准、批准文号、生产企业(企业名称、生产地址、邮政编码、电话和传真)
中药说明书	药品名称(通用名称、汉语拼音)、成分、性状、功能主治、规格、用法用量、不良反应、禁忌证、注意事项、药物相互作用、贮藏、包装、有效期、执行标准、批准文号、说明书修订日期、生产企业(企业名称、生产地址、邮政编码、电话和传真)

3) 检查药品外观。验收员应按有关标准与规定进行非破坏性的外观检查。通过查看药品外观有无变色、沉淀、分层、吸潮、熔化、结块、挥发、风化、虫蛀、生霉、异臭、污染等情况，判断药品质量是否符合规定。药品常见剂型外观性状检查内容见表 2-1-5。

表 2-1-5　药品常见剂型外观性状检查内容

剂型	抽样检查内容
片剂	有无裂片、松片、花斑、变色、粘连和脱衣等现象
颗粒剂	有无漏药、结块、熔化、色泽不一、长霉等
胶囊剂	有无漏粉、漏液、黏软变形和霉变生虫等现象
丸散剂	有无长霉、虫蛀和结块粘连等
糖浆剂	封口是否严密,有无渗漏,瓶口有无长霉,浆液是否澄清等
软膏剂	封口是否严密,软膏是否均匀、细腻,硬度是否合适,有无霉变、酸败等
栓剂	有无受潮而软化变形、粘连、溶化、变色、酸败等
气雾剂	有无漏气、漏液、能否喷射等
中药材、中药饮片	有无虫蛀、发霉、泛油、变色、粘连、变味等现象

(5) 药品封箱还原。验收结束后,药品验收员将抽样检查后的完好样品放回原包装,用专用封箱带和封签进行封箱,并在抽验的整件包装上标明抽验标志。

(6) 填写验收记录。验收员对照药品实物在计算机系统中录入药品的批号、生产日期、有效期、到货数量、验收合格数量、验收结果等内容,确认后系统自动形成验收记录,见表 2-1-6。

表 2-1-6　药品验收记录表

××××公司　药品验收记录

收货记录编号_____

序号	验收日期	到货日期	通用名称	商品名称	生产厂商	供货单位	剂型	规格	批准文号	批号	生产日期	有效期	到货数量	单位	验收合格数量	验收结果	验收不合格数量	不合格事项	处置措施	验收人	备注

（7）交接入库。验收合格的药品,由验收员与仓储部门办理入库交接手续。

3. 特殊管理药品的验收　特殊管理药品的验收除按照一般药品验收流程操作外,还需注意特殊管理药品待验区必须设置在特殊管理药品的专库或者专区内,验收员应在特殊管理药品的专库或者专区内完成特殊管理药品的验收。双人完成验收工作,验收应快速及时,货到即验。

验收员应查验特殊管理药品的包装、标签及说明书上是否有规定的标识,麻醉药品的标识是蓝白相间的"麻"字样,精神药品的标识是绿白相间的"精神药品"字样,医疗用毒性药品的标识是黑白相间的"毒"字样,放射性药品的标识是红黄相间圆形图案。特殊管理药品的验收记录表,如表 2-1-7。

表 2-1-7　特殊管理药品的验收记录表

收货记录编号_____

序号	验收日期	到货日期	供货单位	通用名称	商品名称	剂型	规格	生产厂商	生产日期	生产批号	有效期	批准文号	到货数量	单位	验收合格数量	验收结果	验收不合格数量	不合格事项	处置措施	验收员 1	验收员 2	备注

4. 销后退回药品的验收　销后退回药品的验收除按照一般药品验收流程操作外,还需注意以下几个方面。

（1）销后退回的药品要进行逐批检查验收,并开箱抽样检查。整件包装完好的,按照一般药品验收的抽样原则加倍抽样检查;无完好外包装的,每件须抽样检查至最小包装,必要时送药品检验机构检验。

（2）药品验收员应根据销售部门确认的销后退回药品通知单进行验收,对于质量原因的退货,应查看药品实货是否与审批的退货原因相符。

（3）按规定建立专门的销后退回药品验收记录,记录包括退货单位、退货日期、通用名称、规格、批准文号、批号、生产厂商(或产地)、有效期、数量、验收日期、退货原因、验收结果和验收人员等内容。

（三）验收不合格药品的处理

验收不合格或者验收过程中有质量疑问的药品,验收员应填写《药品质量复查通知单》,报质量管理部进行复查。经质量管理部门确认合格的,封箱复原药品,可入库或上架;经质量管理部门确认不合格的,封箱复原药品,填写《质量验收拒收报告单》。对于不合格的药品,应及时处理。验收过程中主要存在以下几种异常情况。

（1）药品包装、标签、说明书的内容不符合药品监督管理部门批准的,将药品移入不合格药品区,不能退货,需上报药品监督管理部门进行处理。

（2）药品的相关合格证明文件不全或内容与到货药品不符;药品外观性状不符合要求的;包装的封条损坏,最小包装的封口不严、有破损、污染或渗液,包装及标签印字不清晰,标签粘贴不牢固等情况,属于供货方质量违约责任,将药品移入待处理区,办理拒收退货手续。

（3）《随货同行单》中的数量与到货实物数量不一致的,通知采购人员协调,可暂放待验区,待采购人员联系供货商后处理。

（四）药品验收注意事项

1. 验收场所的要求　验收场所必须有与经营业务相适应的专门验收场所(待验区)和符合卫生条件的检查室。例如冷藏药品在冷库内进行验收,特殊管理的药品应按相关规定在专库或者专区内进行验收。

2. 验收时间的要求　药品验收应在仓库的待验区内进行,如无特殊情况应在 1 个工作日内验收完毕;需阴凉储存的药品要求到货 6 小时内验收完毕,冷藏药品随到随验;特殊管理药品必须货到立即进行双人验收,整个验收工作要在尽可能短的时间内完成。

3. 购进药品有效期为 1.5 年(含)以下的药品　离失效期不得低于 8 个月,有效期在 1.5 年(含)以上的,必须在有效期限的 2/3 以上,方可验收入库,否则拒收。近效期低于 6 个月的药品一律不得入库。

4. 必须拆件验收时　保证抽样的科学性、合理性和均匀性。验收员不得在同一个地点同时进行两个品种的验收,必须在验收完一个品种,清理现场后再进行另一个品种的验收,严防药品污染和混药事故。

5. 签字并填写验收日期　验收员应在药品验收记录表上签字并填写验收日期,验收记录保存超过药品有效期 1 年,不得少于 3 年。

二、赛前演练

（一）演练任务

小文是某医药公司的验收员,今天公司新到一批阿司匹林肠溶片。

任务:小文将如何进行药品验收工作。

（二）操作步骤

操作步骤如表 2-1-8 所示。

表 2-1-8　操作步骤表

序号	操作步骤	操作标准	注意事项
1	验收员接货	验收员接过收货员交接的随货同行单和同批号药品检验报告书,到待验区进行验收	检查随货同行单和同批号药品检验报告书标注是否清晰,且收货员在随货同行单上签字
2	药品核对	清点大件数量,根据随货同行单逐一核对品名、规格、数量、生产批号、有效期、生产企业、批准文号	
3	检查同批号药品合格证明文件	检查检验报告书、检验结论、检验报告书印章等	
4	抽取样品	按抽样原则对到货药品进行逐批抽取样品	
5	检查样品	对抽取样品的包装、标签、说明书、药品外观性状进行检查	
6	封箱还原	将抽样检查后的完好样品放回原包装,进行封箱,并在抽验的整件包装上标明抽验标志	
7	填写验收记录	记录、填写有效期、批号、验收结论等内容,验收员签字	验收合格与不合格都要填写验收记录
8	入库交接	验收合格的药品,通知保管员入库,把随货同行单一起交给保管员	
9	验收不合格药品的处理	报质量管理部进行复查,经复查确认不合格的,封箱还原药品,进行拒收处理	

（三）学习结果评价

学习结果评价如表 2-1-9 所示。

表 2-1-9　学习结果评价表

序号	评价内容	配分	评分标准	自评	互评	考评	均分
1	药品核对	10	清点大件数量,核对随货同行单 10 分				
2	检查同批号药品合格证明文件	10	检查检验报告书、检验结论、检验报告书印章 10 分				
3	抽取样品	10	开箱抽样符合抽样原则和要求 10 分				
4	检查样品	30	运输包装检查 5 分;最小包装检查 5 分				
			标签、说明书检查 10 分				
			药品外观性状检查 10 分				
5	封箱还原	10	药品还原、贴签封箱 10 分				
6	填写验收记录	10	记录填写规范、验收结果准确 10 分				
7	入库交接	10	验收合格的药品,通知保管员入库 10 分				
8	验收不合格药品处理	10	不合格药品处理正确 10 分				
合计							

工作任务 2-2　药品陈列

中午交班过后,配送中心为药店送来了许多药品。店长让实习生小月按照陈列图将新到货的药品全部上架陈列。

思考:进行药品陈列的具体步骤有哪些?

学习目标

知识目标
- 掌握药品陈列的法定原则。
- 掌握药品陈列的环境要求。
- 掌握药品陈列的步骤。
- 熟悉药品陈列的一般原则。
- 了解药品陈列的方法和技巧。

能力目标
- 能够完成药品陈列的工作。

素质目标
- 具备坚持药品质量第一的职业操守。

药德榜样

小玲是一家药店的药师,她每天负责接待顾客、进行用药指导、慢病管理和药品陈列等工作。她在陈列中若发现有近效期、破损或变质的药品,都会及时将其下架并按照药店规定进行处理,而且她也严格要求其他店员按照这样的规范进行操作,将药品的质量放在第一位。

某天,新来的店员小王在陈列药品的过程中发现有一盒药品还剩1个月就过期了,就想明天赶紧把它卖掉,进一步提升门店的业绩。第二天,这盒药并没有卖出去,此时的他非常纠结。如果他如实上报的话,肯定会被店长批评,甚至还会被处罚。如果他私自把这盒药买下来,这样就神不知鬼不觉了。这时,药师小玲看出了小王的异样,把小王拉到一旁,小声地询问情况。小王把事情的经过告诉了小玲药师。小玲药师告诉小王,我们作为药学工作者,要坚持药品质量第一的职业操守,陈列过程中看到近效期的药品,一定要及时下架,避免顾客买到质量不佳的药品,只有这样才能保证人民群众的用药安全。

职业能力 2–2–1　完成药品陈列工作

一、基本知识

药品陈列是以药品为主题,利用药品固有的形状、色彩、性能,通过科学分类和艺术造型来突出重点、反映特色,以引起顾客的注意,提高顾客对药品的兴趣,增加记忆和信赖的程度,从而最大限度地引起顾客的购买欲望,最终达到提升销售的目的。药店中商品的陈列,不仅具有保管、宣传的作用,而且在一定程度上体现出药店的经营管理水平和专业服务水平。

（一）药品陈列的法定原则

药品陈列时,必须符合《药品经营质量管理规范》（以下简称 GSP）的要求。

(1) 按剂型、用途以及储存要求分类陈列,并设置醒目标志,类别标签字迹清晰、放置准确。

(2) 药品放置于货架（柜）,摆放整齐有序,避免阳光直射。

(3) 处方药与非处方药分区陈列,并有处方药、非处方药专用标识。

(4) 处方药不得采用开架自选的方式陈列和销售。

(5) 外用药与其他药品分开摆放。

(6) 拆零销售的药品集中存放于拆零专柜或专区。

(7) 第二类精神药品、毒性中药品种和罂粟壳不得陈列。

(8) 冷藏药品放置在冷藏设备中,按规定对温度进行监测并记录,并保证存放温度符合要求。

(9) 中药饮片柜斗谱的书写应当正名正字;装斗前应当复核,防止错斗、串斗;应当定期清斗,防止饮片生虫、发霉、变质;不同批号的饮片装斗前应当清斗并记录。

(10) 经营非药品应当设置专区,与药品区域明显隔离,并有醒目标识。

（二）药品陈列的一般原则

1. 易见易取原则　药品正面面向顾客,不被其他药品、装饰品等挡住视线。每层货架药品的前缘形成阶梯状,依次向上,依次向里,让每一层的货架药品都能被货架前的顾客清楚地看到;货架最底层不易拿到的药品要倾斜陈列或朝前陈列;货架最上层不宜陈列过高,也不宜陈列太重、易碎的药品。当陈列空间有限时,可采取侧身同向、竖直同向等陈列方式。

2. 纵向垂直陈列原则　同类别或同一品牌药品,沿上下垂直方向陈列在不同高度的货架层位上,以使货架的显眼位置展示更多的药品类别。

3. 关联性原则　具有关联性的药品陈列在临近位置,在顾客消费时能产生连带性,使顾客购买 A 药品后,也顺便购买陈列在相邻位置的 B 药品或者 C 药品。这样不仅增加了销售量,也方便了顾客购药。如感冒药常和清热解毒药、止咳药相邻;皮肤科内服用药和皮肤外科用药相邻;妇科药和儿科药相邻;维生素类和钙制剂相邻;抗生素和呼吸系统、消化系统、泌尿系统用药相邻。

4. 满货陈列原则　药品陈列的种类和数量要丰富、充足,给顾客带来视觉美感和品种齐全、优质的直观印象,从而激起顾客的购买欲望。陈列时,如遇到药品数量不足的情况,首先要保证第一排摆满。

5. 先进先出原则　将原货架上的药品或近效期药品放在最前排,新上架药品放在后排,便于销售。因为顾客在自选药品时,总是会拿取最前排的,如果不按照先进先出原则来陈列药品,那么陈列在后排的药品就不便于销售。

6. 季节性陈列原则　在不同的季节把当季的商品或药品陈列在醒目的位置,使药品陈列面、陈列量较大,并悬挂卖点广告(point of purchase adverting, POP),吸引顾客,促进销售。在季节变换之前,可利用橱窗、端架、堆头等进行季节性陈列。

在陈列时,除了按照上述陈列原则外,为了更好地销售药品,可以把主推药品、促销药品、高利润药品放在花车、端架、黄金位置和醒目的位置进行重点陈列。

（三）药品陈列的环境要求

为确保药品质量正常、用药安全,避免外部环境对药品质量的影响,应当根据药品的质量特性对药品进行合理存放。药品陈列时,依据 GSP 对药品陈列与储存的要求和《中华人民共和国药典》(2020 年版)贮藏项的规定,药品陈列的环境要求如下。

（1）一般没有特殊贮藏要求的药品陈列在药店货架(柜),并保持药店内温度处于常温 $10\sim30℃$;包装标示要求贮藏在阴凉处的药品,应将药品储存在药店阴凉区,阴凉区的温度不超过 $20℃$;冷藏药品放置在冷藏设备中,设备内温度为 $2\sim10℃$。药店应该按规定对温度进行监测和记录。

（2）药店的湿度应该保持在 $35\%\sim75\%$。

（3）存放、陈列药品的设备应当保持清洁卫生,不得放置与销售活动无关的物品,并采取防虫、防鼠等措施,防止污染药品。

（4）药品放置于货架(柜),摆放整齐有序,避免阳光直射。

（四）药品陈列的步骤

药品陈列是一种具有展示促销功能的药品存储方法,操作方法是将某药品以某种形式陈列在某位置。药品上架陈列可按照如下步骤操作。

1. 陈列的规划　根据空间大小、货架、药品的类别,设计整个药店陈列的布局图。

2. 药品陈列　按照陈列布局图上商品的陈列顺序逐一进行药品陈列

3. 具体陈列要求

（1）药品左对齐。陈列时,所有的药品向左对齐。当无法铺满陈列排面时,空余的位置可留在右侧。

（2）药品之间无缝隙。药品与药品之间不应留有缝隙。

（3）药品正面直立向前,保证每盒药品 6 个面的朝向一致。

（4）价签对齐。药品与其价格标签一一对应。

（五）药品陈列的方法

为提高药品的销售量和竞争力,充分利用药品陈列加强对消费者的视觉冲击力,最终实现提高整体销售量的目的,药学工作人员需要掌握药品陈列的方法。药品陈列方法主要有以下几种。

1. 线型陈列法　以货架、柜台各层的展览空间为基础,将药品排列成一条平行线。可采用垂直、竖立、平卧、倾斜或平等排列的形式,视药品形状和摆放货位空间的大小,有顺序地排成直线。这种方法能统一、直观、真实、整齐地表现出药品的丰富内容,使顾客一目了然,并具有强烈的感染力。

2. 梯形法 阶梯状陈列药品的方法。小体积的药品摆在前方,大体积药品摆在后方;较便宜的药品摆在前方,较贵的药品摆在后方;暗色系的药品摆在前方,明亮色系的药品摆在后方;季节性、常用药品及新药品摆在前方,一般药品摆在后方。这种陈列方法的层次感非常强。

3. 悬挂法 运用悬挂的方法陈列药品。销售现场陈列和橱窗陈列,大都借助此法展示药品。在悬挂时,应注意上下左右的间隔位置,避免影响货架陈列药品的视线。

4. 堆叠法 是将药品由下而上堆叠的陈列方法。堆叠是使药品的体积升高,从而突出该药品的形象。堆叠的具体方法包括两种:一是直接堆叠;二是组合堆叠,盒装的药品可采取由底层向上逐层递减堆成山字形或其他形状。

5. 二次陈列法 是指同一药品在药店中不同货架陈列两次或两次以上。例如,一般将钙补充剂陈列在矿物类药中,同时也陈列在儿童、糖尿病患者用药区,再一次增加了展示机会,有利于促进消费。

6. 量感陈列法 量感陈列一方面是指"实际很多",即陈列药品的数量充足,给消费者产生视觉美感和"便宜""丰富"的印象,从而激发购买的欲望。另一方面则是指"看起来很多",即顾客在视觉上感到药品很多,例如:所要陈列的药品原本是 20 盒,通过量感陈列让顾客感觉不止 20 盒药品。量感陈列分为规则陈列和不规则陈列。

7. 质感陈列法 质感陈列着重强调的是药品自身优良品质和特色,以显示药品的高级性,一般用于高档、珍贵的药品。

（六）药品陈列的技巧

1. 货架陈列 目前,药店大多数货架属于开放式货架,高度一般为 135 cm 左右。根据顾客心理,把货架分为上、中、下三段陈列药品,上段即货架的第一、二层(称之为黄金陈列位置),陈列主推的药品。中段陈列价格适中,销量稳定,利润较少的药品。下段陈列体积大、重量较重、滞销的药品。

2. 柜台陈列 药店里柜台的高度一般为 90～100 cm,用两块玻璃隔板隔成三层。第一层一般陈列高毛利、主推、畅销及品牌药品。最底层可将储备的存货整齐地码放在此处,以充分利用柜台的最底层。

3. 橱窗陈列 利用药品或空盒包装,采用不同的组合排列方法展示季节性、广告支持、新药品和重点促销药品。可根据节日、主题、季节、场景等进行橱窗陈列,以展现店内相应的促销信息,吸引行人的注意力。

4. 收银台陈列 主要陈列"冲动性购买产品"、季节性产品、价格较低、体积较小且毛利较高的药品、主题促销赠品,如润喉糖、维生素、护手霜、唇膏、棉签等。

5. 端头陈列 端头是放置在双面中央陈列架两头的货架。端头陈列主推药品、高毛利药品、季节性药品、广告支持药品、特价药品、新药品和品牌药品。端头陈列一般采用纵向陈列、前进陈列的方式,底层可视情况采用平铺陈列。每组端架上所陈列的药品大小、品类与色系应相近,陈列的品种不宜过杂,最好是一个主题下几种药品的组合。端头药品要有明显的价格标签,可以随时更换品种,保持新鲜感且重点突出。

6. 花车、堆头陈列 花车是药店用来临时展示促销的折叠车;堆头又称地堆或堆垛,是指药店中药品单独陈列成垛状的陈列形式,一般放在花车上。陈列高毛利、重点推荐、季节性药品,原则上不超过 5 种。堆头上方的药品高矮一致,且高度一般在 80～120 cm。同一花车、堆头药品的颜色应相近,陈列丰满、美观、整齐,正面朝外。

二、赛前演练

(一)演练任务

某新开连锁药店,现药品已经到货,并验收合格,准备上架,总部也已将门店陈列图发给店长。

任务:如果你是店长,你如何与你的店员将这些药品上架陈列?

(二)操作步骤

操作步骤如表 2-2-1 所示。

表 2-2-1　操作步骤表

序号	操作步骤	操作标准
1	按布局图陈列药品	按布局图逐一正确陈列药品
2	药品陈列左对齐	所有药品向左对齐
3	药品之间无缝隙	药品与药品之间不留有缝隙
4	药品六面朝向一致	药品正面直立向前,保证每盒药品 6 个面的朝向一致
5	价签对齐	药品与其价格标签一一对应
6	其他	陈列符合 GSP 管理规定

(三)学习结果评价

学习结果评价如表 2-2-2 所示。

表 2-2-2　学习结果评价表

序号	评价内容	配分	评分标准	自评	互评	考评	均分
1	按布局图陈列药品	10	按布局图逐一正确陈列药品 10 分				
2	药品陈列左对齐	20	所有药品向左对齐 20 分				
3	药品之间无缝隙	20	药品与药品之间不留有缝隙 20 分				
4	药品六面朝向一致	20	药品正面直立向前,保证每盒药品 6 个面的朝向一致 20 分				
5	价签对齐	20	药品与其价格标签一一对应 20 分				
6	其他	10	陈列符合 GSP 管理规定 10 分				
			合计				

工作任务 2-3 POP 绘制

职业能力 2-3-1 完成 POP 字体书写

 岗位情境

某药店正在进行会员日促销活动,门店的形象及氛围宣传得较好,富有特色的 POP 更是吸引了不少顾客。现场有一位大爷对店员说道"你们这家店做得真不错,尤其是这些纸上写的商品介绍,很清楚,字也漂亮,让我这老花眼也看得清清楚楚,以后我就来你们店买药了"。

思考:POP 的作用有哪些?

学习目标

知识目标

- 掌握 POP 字体书写的相关知识。
- 掌握手绘 POP 的组成部分和制作的步骤。
- 熟悉 POP 定义、功能以及手绘 POP 制作工具。

能力目标

- 能够完成手绘 POP 的制作。

素质目标

- 增强药品质量意识,养成严谨规范的工作作风。

药德榜样

小耿刚毕业就进入一家连锁药店工作。这天正好赶上门店的大促活动,需要进行门店的装饰布置。店长将绘制 POP 的任务交给小耿。经过一个晚上的努力,小耿艰难地完成了 POP 的绘制。第二天早上,她将绘制好的 POP 拿给店长时,店长毫不客气地说道:"这样的 POP 也拿得出手? 不仅影响门店形象,还浪费制作材料。"随后,店长便叫了一位老员工重新绘制 POP。这件事让小耿备受打击,下定决心要学好 POP 绘制的技能。

　　一步一个脚印，小耿从店长眼中的"新手"成长为"POP 绘制能手"。看似简单的事情用心做、坚持做，是她的工作信条。她每天练习 POP 字体的书写，而且每次别人绘制 POP，她都认真地学习和虚心请教。在业余时间她也努力学习各项关于POP 制作的技巧。日复一日，坚持不懈。1 年之后，小耿代表药店参加了行业内的POP 绘制大赛，并获得了一等奖的好成绩。

　　小耿说，POP 的绘制不仅需要美丽的配色和漂亮的书写，更需要将药品的信息进行规范地绘制，严谨认真地面对每一次的 POP 绘制，不断增强药品质量意识，将POP 作为药品质量的外在展现窗口。

一、基本知识

（一）POP 的定义

POP 是许多广告形式中的一种，意为"卖点广告"，简称 POP 广告。POP 是指在购买场所和零售药店内部设置的展销专柜及在商品周围悬挂、摆放与陈列的可以促进商品销售的广告媒体。

POP 的种类分为印制型和人工绘制型（简称"手绘 POP"）。手绘 POP 是通过创意和设计，用一些简单的工具随手绘写的 POP 广告。手绘 POP 是商品进入流通领域的最后一种广告形式，所以又称为"重点广告"。

（二）POP 的功能

1. 传递新资讯　在有限的空间引起顾客的注意，迅速地向顾客传递最新的商品信息，制造焦点。

2. 唤起购买意识　利用 POP 广告的现场展示，可唤起顾客的潜在购买意识，重新忆起商品，促成商品交易。

3. 营造氛围　利用 POP 广告强烈的色彩、美丽的图案、突出的造型、简洁准确又生动的广告语言，创造出强烈的销售氛围，吸引顾客视线，促成其购买的冲动。

4. 提升形象　可以起到树立和提升企业形象，提高顾客的认可度，进而保持与消费者的良好关系。

（三）POP 字体书写的相关知识

手绘 POP 的核心是字体。书写 POP 字体是手绘 POP 的必要条件与根基。POP 字体种类较多，最常用的是正体字和变体字。书写 POP 字体使用的工具与我们平常使用的书写工具比较，从笔头形状到线条粗细都有很大的区别，所以，学会使用马克笔写好 POP 字体很关键。

1. POP 字体

（1）正体字又称方块字，字体呈方体形状，是 POP 字体中最容易书写的一种，字体横平竖直、比例均匀，给人以工整、正统的感觉。基本结构为左右结构和上下结构。左右结构的字形为部首偏少，另一部分较宽；上下结构的字形上下部分大小差距不大。

正体字的特点：横平竖直、充满格子、均衡布局；上下顶头、左右碰壁，基本上是直立和扩充的感觉。

（2）变体字又称 POP 标准字、POP 海报体、POP 活体字等,是在正体字的基础上,将结构严谨的字体变为趣味动感的字体,以应对不同的表现主题。上下结构的字体书写为上大下小;左右结构的字体书写为部首小,另一部分大的形式。

变体字的特点:①字体重心下移:字体中的笔画相对地往下落。②见口放大:在字体中如果有"口"字出现,要把"口"字扩大、放大,这样更能体现变体字的特点。③字体梯形化:书写的时候,相对把字体下部放宽一点,形成一个梯形,这样字体更具稳定性。④字体扩充:在虚拟的框架方格中,让字体占满整个方格。⑤横笔画书写变化:如第一笔是横,则向右下倾斜书写;如果有 2 笔或 3 笔是横,相对把下面的横拉直或者反方向倾斜,这样字体更具有稳定性,更具活力。

2. 握笔   握笔时与平时握笔相同,笔杆朝着笔画前进的方向,笔杆与纸张成倾斜 60°(图 2-3-1)。马克笔有平头和斜头,均要求笔尖与纸面完全贴平后,才开始运笔。竖向书写时,笔尖向左;横向书写时,笔尖向上(图 2-3-2)。

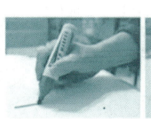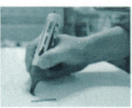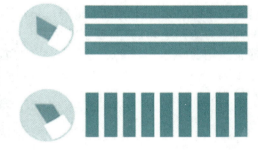

图 2-3-1   握笔姿势   图 2-3-2   不同方向书写

3. 运笔   运笔时用手臂带动笔锋,确保笔尖与纸面一直保持完全接触。不可重复运笔,否则颜色会加深,笔画会较粗。运笔的方法——"米"字八方向练习,一定要做到横平、竖直,运笔要稳,力道均匀,速度一致,写出的线条才匀称、丰满、笔直(图 2-3-3)。

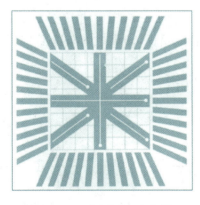

图 2-3-3   "米"字八方向练习

4. 接笔   一笔拆成很多笔,笔画交接渗入 1/2～2/3。注意笔画手写方向,顺序及接合处的整齐度(图 2-3-4)。不是"写"而是"画"。

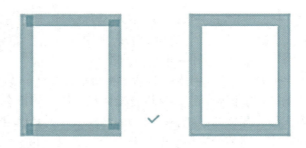

图 2-3-4　接笔

5. 书写的方法　①每个汉字都是由基本笔画构成的,先去观察字体的基本笔画是如何,再练习字体基本笔画,最后才是书写整个字。②练习笔画的断与连,干净利落。笔画相互分隔(施的右半部分:上面的"亠"与下面的"也",要断开不粘连);笔画要连接,不要出现断口和出头(福中的"口"和"田")。③放弃汉字正常的比例框架结构,常用手法有头大身小,反转左右结构的原比例,左高右低等。④转笔:POP 字体绝大多数情况下需要把原来折划的笔画书写为圆笔画,例如数字的书写。⑤字距:POP 字体书写时,字与字之间没有字距,通常采用前字压后字的手法,即前字的右边或下边的笔画与后字成一定的遮盖关系。⑥笔画统一:画面当中,一组 POP 字体所有字的笔画需统一,这样画面的视觉效果会更理想。

6. 注意事项

(1) 书写 POP 字体时,应尽量将方格填满,使其饱和、平稳而不失美感。

(2) 打破常规,改变字部首或笔画的比例,应在练稳字体结构的基础上,再求变化。

(3) 左右结构字体,相对把部首放小;左中右结构字体,中间稍大,左右稍小。

(4) 上下结构字体,上大下小,上下形成三七比例或者二八比例。

(5) 半包围结构字体,包围部分放小,不全封闭。

二、赛前演练

(一)演练任务

某药店正在进行 POP 制作的培训,培训主管布置了 20 个 POP 字体的书写和 0～9 的数字书写任务。

任务:请完成 POP 字体的书写。

(二)操作步骤

操作步骤如表 2-3-1 所示。

表 2-3-1　操作步骤表

序号	操作步骤	操作标准
1	准备	马克笔、铜版纸
2	书写 POP 字体	按照 POP 字体的书写方法书写
3	整理	书写结束后整理干净现场,物品摆放整齐

（三）学习结果评价

学习结果评价如表 2-3-2 所示。

表 2-3-2　学习结果评价表

序号	评价内容	配分	评分标准	自评	互评	考评	均分
1	准备	10	做好书写工具的准备 10 分				
2	书写 POP 字体	80	（1）正确书写 20 个 POP 字体 40 分 （2）正确书写 0～9 的 POP 数字 40 分				
3	整理	10	书写结束后整理干净现场,物品摆放整齐 10 分				
合计							

职业能力 2-3-2　完成手绘 POP 的制作

一、基本知识

（一）手绘 POP 的制作工具

1. 马克笔　分角头及圆头两种笔头,又分乙醇、水性、油性 3 种溶液的马克笔,规格有 6 mm、10 mm、12 mm、20 mm、30 mm 等不同类型。

2. 纸张　铜版纸、海报纸、牛皮纸、彩胶纸、有色卡纸等。首选铜版纸,纸面光滑,书写圆润,效果较好。

3. 其他工具　蜡笔、水彩笔、美工刀、绘图铅笔、橡皮、剪刀、双面胶等。

（二）手绘 POP 的组成部分

手绘 POP 一般由主标题、副标题、说明文、指示文、版面装饰组成。其中,主标题是整幅 POP 最重要的组成部分,POP 的文字部分从上而下依次为:主标题—副标题—说明文—指示文。

1. 主标题　主标题是 POP 海报的重心,字体较大,重点突出。字体一定要清晰醒目、颜色鲜艳、容易阅读,字数不要过多(3～5 个字),装饰方法 2～3 种,位于版面的左边靠上的位置。

2. 副标题　如果主标题不能充分说明 POP 内容,则需要副标题起补充说明的作用。副标题要比主标题小,颜色也比主标题少,不能超出主标题,不能喧宾夺主。字数控制在 4～6 个字以内,装饰方法 1～2 种。

3. 说明文　即正文,将内容、目的进行说明的文案,要求简单易懂,字数控制在 30 字以内。陈述的内容应控制在 3 项以内,最具吸引力的信息写在前面,吸引顾客往下阅读。正文字不用装饰,但要与主标题和副标题区分颜色和字号,重点内容要变换色彩和字号,例如数字、称呼、价位、打折、赠品等。

4. 指示文   指示文在 POP 中占据的位置较小,一般在内容最上端和最下端。主要提示和声明 POP 海报的具体商家,如出品名称、联系电话、联系地址等重要信息。文字大小不能超过说明文,但是电话号码等数字信息可以加大以突显。颜色一般使用黑色。

5. 版面装饰   版面装饰包括字形装饰、指示图案、辅助线、饰框等。文字修饰主要是对主标题进行装饰,如一些爆炸字"送""礼""折扣"等,可使字体更美观、显眼;边框可以加强版面整体感;插图可美化画面、使 POP 更加生动,加深印象,进一步吸引顾客的注意,但是既不能太粗糙又不能过于精致。插图不是 POP 的主体,但可以调节画面的色彩,调节画面的平衡,解释说明主标题,活跃广告氛围。

（三）手绘 POP 的制作步骤

1. 确定广告词   把需要写的内容整理到便签纸上,内容或商品卖点要进行压缩提炼、优化加工,做到简洁明了。内容不能生搬硬套说明书,要把说明书的专业术语转化成消费者易理解的语句。

2. 铅笔画初稿   把作品的排版和大框在纸张上简单地勾出,把主(副)标题、说明文及插图所占尺寸的比例进行合理的分配。把大标题及大框勾出装饰线。一般先绘制主标题,依次到副标题、说明文、指示文。

3. 选笔配色   根据初稿选择合适粗细的马克笔及相应的颜色,合理搭配。

4. 绘制 POP   用选定的马克笔在纸张上进行绘制。

5. 修饰   完成绘制 POP 后,可增加适当的边框、图画进行装饰。

二、赛前演练

（一）演练任务

某药店本周六进行会员日活动,需要对活动产品制作 POP,店长需要店员制作安宫牛黄丸的 POP。

任务:请按要求完成 POP 的绘制。

（二）操作步骤

操作步骤如表 2-3-3 所示。

表 2-3-3   操作步骤表

序号	操作步骤	操作标准
1	准备	马克笔、铜版纸、其他制作工具
2	确定广告词	广告词内容需进行压缩提炼、优化加工,做到简洁明了
3	铅笔画初稿	在纸张上画出初稿,主(副)标题、说明文及插图所占尺寸的比例分配合理
4	选笔配色	选择正确的马克笔及相应的颜色,搭配合理
5	绘制 POP	用选定的马克笔绘制 POP
6	修饰	增加适当的边框、图画进行装饰

（三）学习结果评价

学习结果评价如表2-3-4所示。

表2-3-4 学习结果评价表

序号	评价内容	配分	评分标准	自评	互评	考评	均分
1	准备	10	准备好制作POP工具10分				
2	确定广告词	20	广告词内容简洁明了20分				
3	铅笔画初稿	20	主(副)标题、说明文及插图所占尺寸的比例分配合理20分				
4	选笔配色	20	选择正确的马克笔及相应的颜色,搭配合理20分				
5	绘制POP	20	完成POP的绘制20分				
6	修饰	10	增加适当装饰,使POP更加生动,吸引顾客10分				
合计							

灿烂民族医药

　　壮医药是壮族人民智慧的结晶,壮族作为我国人口最多的少数民族,长期以来都有使用壮医药进行防病治病的传统。国家对壮医药的发展非常重视,早在20世纪80年代,国家鼓励广西壮族自治区的各科研院所以多种形式,运用传统和现代的方法、手段,开展壮医药理论的发掘整理和深入研究的工作。其中,黄汉儒、黄瑾明等专家成为投身于壮医药研究的典型代表。

　　黄汉儒,全国名中医,是壮医药理论的开拓者和奠基人。黄汉儒从事中医药临床工作已经50余年,为壮医学科建设做出了重要贡献。2012年获"桂派中医大师"称号,第五批全国老中医药专家学术经验继承工作指导老师。半个世纪以来,在他的努力和推动之下,壮医药挖掘整理有了新进展,建立了理论体系,搭建了研究平台,提升了专业设置,制定了壮医药质量标准,促成了广西中医药大学壮医药学院的建立,国家批准开展壮医执业医师资格考试,壮医药正式纳入了国家高等医学教育体系。

　　黄瑾明,从事中医及壮医临床、教学、科研工作50余年,积累了丰富的经验,是壮医药学科的奠基人之一,第四届国医大师、全国名中医、桂派中医大师、全国老中医药专家学术经验继承工作指导老师,全国中医学术流派——"广西黄氏壮医针灸流派"第一代代表性传承人,国家级非物质文化遗产名录——"壮医药线点灸疗法"传承人。他是将壮医从乡野引入学堂的第一人。1985年他创建壮医门诊部,师从壮医名家龙玉乾,挖掘并推广壮医药线点灸疗法,把壮医民间疗法引进医学殿堂;丰富壮医学理论体系,挖掘整理壮医药线点灸、壮医针刺疗法、壮医莲花针拔罐逐瘀疗法三大核心技术。

经过几十年的挖掘整理,壮医药以"阴阳为本""三气同步""三道两路""脏腑骨肉气血"等学说为核心的理论体系基本形成。随着《壮族医学史》《中国壮医学》《中国壮药学》《壮医药学概论》《中国壮药志》《中国壮药原色图谱》《壮医药线点灸疗法》等一批著作的面世,结束了壮族医学没有文字记载的历史。壮医药成为我国缺乏文字记载的民族医药中第一个通过整理形成较完备的理论体系、第一个进入国家医师资格考试序列、第一个具有医疗、保健、教育、科研、文化、产业体系的民族医药,在我国民族医药中的地位得到迅速提升。

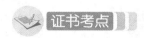

请扫描二维码

练一练

(孙雪林)

数字资源

工作任务 3-1 销售前准备

岗位情境

　　小张为某药店的新员工。为了避免迟到,他总是把早餐带到药店,每天到药店的第一件事就是边吃早餐,边玩手机。这天一早,有个顾客前来购药,这时他才匆匆穿上工作服,戴上工作牌……

　　思考:药店店员小张在进行药品销售前,应该要做好哪些准备工作?

学习目标

知识目标
- 掌握药品销售前准备工作的基本知识。

能力目标
- 能完成销售前的准备工作。

素质目标
- 具备耐心细致的服务精神和严谨的工作态度。

药德榜样

　　小李在药店工作已有3年,一直从事药品销售工作。每次在进行药品销售前的准备工作时,他总是一丝不苟地按照药店的规范和要求,反复检查药品的断缺货情况并熟悉商品的促销活动。正是因为他严谨地对待销售前的工作,所以小李对药店的商品布局和各项最新的活动了如指掌。在这3年中,小李为每位顾客提供了准确的商品信息和耐心细致的服务,得到了顾客的广泛好评。

职业能力 3－1－1　完成销售前准备工作

一、基本知识

药店营业员在销售前应做好充分的准备工作,主要包括以下6个方面。

1. 仪容仪表　按规定着工作服上岗,保持服装整洁,并佩戴好工作牌。头发整洁,发型美观大方。指甲长短适宜,保持清洁。表情面带微笑,情绪饱满热情。

2. 备齐药品　销售前要检查柜台和货架,查看药品是否齐全,并及时补齐缺货。对于需要拆包、开箱的药品,要事先拆开包装。将残损和近效期的药品及时下架。使所有的医药商品都处于良好的待售状态。

3. 查验标签　在整理药品的同时,营业员还应逐个检查标价签,要做到货价相符,标签齐全,货签对位。若有药品变价,要及时调整标价,标签要与药品的货号、品名、产地、规格、单位和单价等相符。

4. 熟悉价格　营业员应熟悉药品的价格,能够准确地说出药品的价格,特别是促销商品的价格。

5. 准备用具　销售必备的小票、发票、计算器、备用金、赠品、塑料袋等用具要准备齐全。宣传布置用的材料要提前张贴,将商品的介绍材料放置顾客容易拿取的地方。

6. 整理环境　药店开门营业之前,营业员要做好药店的清洁卫生,保持药店明亮,空气清新,物品放置有序,通道畅通无阻,让顾客一进门就有种整洁舒适的感觉。

二、赛前演练

（一）演练任务

小张是某药店的新员工,周一是药店每周的会员日。

任务:请按照要求完成销售前的准备工作。

（二）操作步骤

操作步骤如表3－1－1所示。

表3－1－1　操作步骤表

序号	操作步骤	操作标准
1	仪容仪表	(1) 穿着工作服,保持服装干净 (2) 佩戴工作牌 (3) 头发整洁,发型美观大方 (4) 指甲长短适宜,保持清洁 (5) 表情开朗得体,面带微笑,情绪饱满热情
2	备齐药品	(1) 药品齐全,补齐缺货 (2) 对于需要拆包、开箱的药品,要事先拆开包装 (3) 将残损和近效期的药品及时下架

续　表

序号	操作步骤	操 作 标 准
3	查验标签	(1) 标签齐全,货签对位 (2) 标签内容与药品信息相符
4	熟悉价格	准确说出促销商品的价格
5	准备用具	(1) 用具准备齐全:小票、发票、计算器、备用金、赠品、塑料袋等 (2) 提前张贴会员日所需的宣传布置用的材料 (3) 商品的介绍材料放置顾客容易拿取的地方
6	整理环境	(1) 对门店进行清洁卫生 (2) 物品放置有序 (3) 通道畅通无阻

（三）学习结果评价

学习结果评价如表 3-1-2 所示。

表 3-1-2　学习结果评价表

序号	评价内容	配分	评分标准	自评	互评	考评	均分
1	仪容仪表	10	(1) 穿着工作服,保持服装干净 2 分 (2) 佩戴工作牌 2 分 (3) 头发整洁,发型美观大方 2 分 (4) 指甲长短适宜,保持清洁 2 分 (5) 表情开朗得体,面带微笑,情绪饱满热情 2 分				
2	备齐药品	20	(1) 药品齐全,补齐缺货 10 分 (2) 对于需要拆包、开箱的药品,要事先拆开包装 5 分 (3) 将残损和近效期的药品及时下架 5 分				
3	查验标签	20	(1) 标签齐全,货签对位 10 分 (2) 标签内容与药品信息相符 10 分				
4	熟悉价格	20	准确说出促销商品的价格 20 分				
5	准备用具	20	(1) 用具准备齐全:小票、发票、计算器、备用金、赠品、塑料袋等 5 分 (2) 提前张贴会员日所需的宣传布置用的材料 10 分 (3) 商品的介绍材料放置顾客容易拿取的地方 5 分				
6	整理环境	10	(1) 对门店进行清洁卫生 5 分 (2) 物品放置有序 3 分 (3) 通道畅通无阻 2 分				
合计							

工作任务 3-2　药品销售

 岗位情境

　　李老师今年 78 岁,患有高血压病 10 余年。近日,李老师因感冒出现头痛、咳嗽的症状,所以到附近的药店买药。药店营业员小罗接待了李老师。

　　思考:药店营业员小罗接待李老师,进行药品销售的步骤是什么?

学习目标

知识目标
- 掌握药品销售的步骤。
- 掌握关联销售的技巧。
- 熟悉不同年龄顾客的接待技巧。

能力目标
- 能完成药品销售工作。
- 能在药品销售过程中运用关联销售技巧。

素质目标
- 具备耐心细致的服务精神和勤奋努力的工作态度。

药德榜样

　　药店营业员小罗在销售药品的工作中格外勤奋和细心。对于前来买药的老年人,她不仅详细告知用药时间、剂量和注意事项,还将用药注意事项和她的电话号码写在一张爱心卡片上交给顾客带回家,以备不时之需。她没有超人的智慧,但凭着耐心细致的服务和勤奋努力的工作态度,诠释着一名执业药师的责任与担当。

职业能力 3-2-1　完成药品销售工作

一、药品销售步骤

顾客在购买医药商品的过程中,药店营业员接待顾客的步骤主要包括以下几个方面。

（一）进店招呼

进店招呼是对进店顾客的基本礼貌，营业员要主动上前接待顾客，询问顾客入店的需求。例如："您好，请问有什么可以帮到您"。

进店招呼除了是对顾客表示尊重和礼貌之外，同时提醒其他营业员有顾客进店了，大家要根据自己的工作现状予以配合。

（二）问病荐药

顾客入店后如果指明要买某一商品，应该先满足顾客的需要。适时向顾客询问购药的原因并进入问病荐药的流程。

1. 询问顾客症状　例如："请问您哪里不舒服"。

2. 了解顾客的就医史、用药史、过敏史和疾病史等　可以进一步明确顾客所患病症，避免推荐使用过但是无效的药物，避免推荐可能导致过敏的药物，避免出现重复用药或配伍禁忌，例如："请问您是否看过医生""吃过什么药"。

3. 提供用药方案　根据前面获取的疾病信息，为顾客提供合理化的用药方案，引导顾客做出购买决定。正确选择药品，对症用药。还可进行关联导购，介绍与该药有关的其他药品或者保健食品以满足顾客需求，并提高客单量，例如："根据您的情况，我给您推荐××药品和××药品"。

4. 进行用药指导　告知顾客用法用量及注意事项，提醒顾客按照说明书服药，例如："这个药一次服用××，一天服用×次"。

5. 为顾客提供一些简单的生活资讯及健康指导　例如："服药期间，在饮食上……，注意……"

（三）收银结账

待顾客确定拟购买的商品后，可由营业员引导顾客至收银台结账。

1. 询问是否是会员　若不是，则积极邀请顾客加入会员，例如："您好，请问您是我们药店的会员吗"。

2. 确认会员身份　例如："是李××，李女士吗"。

3. 给顾客介绍促销商品信息　例如："我们现在正在进行会员日优惠活动，原价 36 元的双黄连口服液，现在才需要 26 元，它有疏风解表，清热解毒的作用，您要带上 2 盒吗"。

4. 录入商品信息　逐一扫码录入商品信息，唱收唱付，例如："您的商品一共是 52 元，请问怎么支付""收到 100 元，找您 48 元"。

5. 健康生活提示　请顾客保留好小票，并可以进行一些简单的健康生活提示，例如："请您核对并保留好小票，这是您的商品"。

（四）送别顾客

完成以上所有步骤以后，当顾客准备离开时，提醒顾客带好随身携带的物品，送至门口，有礼貌地送别顾客："谢谢您，请慢走"。

二、不同年龄顾客的接待技巧

在接待顾客的过程中，不同年龄顾客的消费心理不同，接待技巧也不同。

（一）青少年

青少年尚未有独立的经济能力，既追求个性化，又存在从众心理。易模仿成年人，注重感情和直觉,购买时有一定的冲动性。药店营业员在接待时应充分利用所售药品的直观形象和新颖的包装进行推介。

（二）青年人

青年人有一定的购买力,对医学常识有一定的了解,既崇尚科学,又追求新颖时尚,但冲动性常高于计划性。针对这类顾客,药店营业员在接待时应耐心讲解相关的医学知识,向其推荐款式新颖并能满足其需求的药品。

（三）中年人

中年人责任心强,是家庭消费的主要决策者,消费时更有理性、有计划、有主见。针对这类顾客药店营业员在接待时应真诚相待,认真、亲切地与其交谈,切勿夸夸其谈,关注其家庭成员,可推荐适合的保健食品。

（四）老年人

老年人多有活动迟缓、节俭等特点,消费时具有较强的习惯性购买心理,对保健食品比较感兴趣,求方便、安全、实效、价低。针对这类顾客,药店营业员在接待时应提供舒适、方便、安全的购物环境,需要特别耐心周到、细致入微地为其服务,联合销售时可为其推荐保健食品。

三、赛前演练

（一）演练任务

李老师今年 78 岁高龄,患有高血压病 10 余年。近日,李老师因感冒出现头痛、咳嗽的症状,所以到附近的药店买药。药店店员小罗接待了李老师。

任务:请按要求完成药品销售工作。

（二）操作步骤

操作步骤如表 3-2-1 所示。

表 3-2-1 操作步骤表

序号	操作步骤	操作标准
1	进店招呼	主动招呼,如"您好,请问有什么可以帮您的吗"
2	问病荐药	(1) 询问病情,如"请问您哪里不舒服" (2) 询问就医史、用药史、过敏史、疾病史,如"请问您看过医生没有""吃过什么药""您对什么药过敏""您之前是否患过什么疾病" (3) 推荐正确的药品,如"根据您的情况,我给您推荐××药品" (4) 用药指导,如"这个药一次服用××,一天服用×次" (5) 健康生活提示,如"服药期间,在饮食上……,注意……"
3	收银结账	(1) 询问会员,如"您好,请问您是我们药店的会员吗" (2) 确认会员身份,如"是李××,李女士吗" (3) 介绍促销商品,如"我们现在正在进行××活动,原价××元的××,现在才需要××元,它有…作用,您要带上 2 盒吗" (4) 唱收唱付,如"您的商品一共是××元,请问怎么支付" (5) 将商品和小票递给顾客,如"请您核对并保留好小票,这是您的商品"
4	送别顾客	送别用语,如"请慢走"

（三）学习结果评价

学习结果评价如表3-2-2所示。

表3-2-2　学习结果评价表

序号	评价内容	配分	评分标准	自评	互评	考评	均分
1	进店招呼	10	主动招呼10分				
2	问病荐药	40	（1）询问病情10分 （2）询问就医史、用药史、过敏史、疾病史5分 （3）推荐正确的药品15分 （4）用药指导5分 （5）健康生活提示5分				
3	收银结账	40	（1）询问会员5分 （2）确认会员身份5分 （3）介绍促销商品10分 （4）唱收唱付10分 （5）将商品和小票递给顾客10分				
4	送别顾客	10	送别用语10分				
合计							

职业能力3-2-2　运用关联销售的技巧

一、基本知识

（一）关联销售的概念

关联销售是药店将可以提高治疗效果、康复和保健的商品组合起来进行销售的一种方式。关联销售是联合用药概念的延伸，是药店专业服务的一种拓宽。其目的是提供给顾客治疗疾病的完整解决方案，实现顾客一站式购买，一次性解决顾客的需求问题。

关联销售能提升治疗效果、加强顾客忠诚度，提升营业额和利润水平，提升药店的管理水平。药店店员需要对常见的疾病有较好的认识，熟知药品知识，具备娴熟的销售技能，才能做好关联销售。

（二）关联销售的原则

1. 安全为上　一方面注意关联销售的药品搭配使用不会出现副作用或影响药物本身的疗效，另一方面要注意特殊适用人群，有无过敏或禁忌。

2. 有效第一　店员应该把药品的疗效放在首位，同时要坚持职业道德，不能销售假冒伪劣和过期的失效药品，对顾客的健康高度负责。一般药品关联销售建议方案中应有一个属于知名品种或广告品种，以便获得顾客的信任，为推广整个用药保健方案和下一次的销售打下良好的基础。

3. 进退有据　在安全、有效原则的前提下，关联销售方案中的商品可以有不同价位商品的替换，让顾客经济上可以承担。建议常备 4 套价位组合方案，即 1 个高价位、2 个中价位和 1 个低价位，在推荐时灵活应用。当顾客不接受关联搭配时，应提供给顾客起主要治疗作用的药物，辅助治疗的药物价格不要太高，保证顾客至少购买其中一种起主要作用的药品。

4. 循序渐进　在推荐药品时要做到"先问后说、多听少说、顺势而为、关键决断"；在关联销售非药品时，应掌握"营养品要多说、日化用品须多体验、医疗器械要多操作"的原则。

（三）关联销售的技巧

应尽可能关联药店销售的所有产品，如药品（西药＋中成药＋中药饮片）＋保健品＋食品＋日用品＋医疗器械＋保健仪器＋消毒用品＋化妆品＋计生用品。

1. 药品与药品之间的关联

（1）内服与外用结合：这种方法几乎适合每一种病症，如针对儿童消化性腹泻可以用"内服枯草杆菌二联活菌颗粒＋外用儿脐贴"。

（2）增强疗效的关联：如内服补钙类药品的同时，关联 AD 丸或 AD 滴剂，能显著促进钙的吸收，提高钙的疗效。

（3）缓解病症与促进康复的关联：如感冒属于最常见但用药后不易马上见效的疾病，针对消费者"低热恶寒、无汗、头痛、喷嚏、鼻塞、四肢酸痛"的风寒感冒症状，可推荐"复方盐酸伪麻黄碱缓释胶囊＋多种维生素"，以提高免疫力，减少感冒发生。

2. 药品与非药品之间的关联　可向糖尿病患者推荐木糖醇，以满足患者对饮食口感的要求，还可提醒患者购买尿、血糖试纸以备家中检测使用；可向购买儿童解热药的顾客推荐外用退热贴和电子体温表。

3. 非药品与非药品之间的关联　夏季，可以将"脱毛产品"和"护肤类产品"结合在一起推荐；将"止痒产品"和"驱蚊花露水"结合在一起推荐。

4. 畅销品牌与推荐品牌的关联　一般零售药店在产品选择时，都需要对产品一一定位，把畅销药品或品牌类药品定位为 A 类药品，这类药品可以帮助药店解决人气不足的问题，但这类药品往往毛利比较低，药店不能只销售该 A 类药品。因此，为了满足经营的需要，药店需要利用畅销品牌与新品或高毛利药品的功能组合，如将"复方盐酸伪麻黄碱缓释胶＋复方鱼腥草合剂"组合销售，前者是畅销品，而后者为高毛利品种。

5. 店内促销与疗程的关联　如向有较高消费能力且有减肥需求的顾客推荐减肥产品时，可将某款价位较高的减肥产品按疗程推荐，同时将当时的促销活动，如"买 4 盒得 5 盒"的消息告知顾客，吸引顾客购买。除推荐减肥药品外，还可推荐外用纤体霜和减肥保健品等；还要规劝顾客减肥期间注意补充维生素、果蔬纤维片；对于减肥期间脸色易变得不好看，还可建议顾客购买排毒养颜品、美容护肤系列等。

6. 收银台上的关联　是店内关联销售的最后一关，负责收银的店员要适时推荐产品。例如，在夏季主动向顾客推荐风油精、花露水等实用小商品。

二、赛前演练

（一）演练任务

李老师今年 78 岁高龄，患有高血压病 10 余年。近日，李老师因感冒出现头痛、咳嗽的症状，所以到附近的药店买药。药店店员小罗接待了李老师。

任务：请在药品销售的工作过程中运用 1～2 种不同的关联销售技巧。

（二）关联技巧类型

常见药品关联销售技巧见表 3-2-3 所示。

表 3-2-3 常见药品关联销售技巧

序号	关联技巧类型	操作标准
1	药品与药品关联	解热镇痛化学药＋止咳化学药＋中成药
2	药品与非药品关联	解热镇痛药＋止咳药＋维生素保健食品
3	非药品与非药品关联	维生素保健食品＋口罩
4	畅销品牌与推荐品牌关联	知名品牌的止痛药品＋推荐品牌的止咳药品
5	店内促销与疗程的关联	按疗程推荐治疗感冒的中成药
6	收银台上的关联	按季节推荐风油精、金银花露、维生素 C 含片等商品

（三）学习结果评价

学习结果评价见表 3-2-4 所示。

表 3-2-4 学习结果评价表

序号	评价内容	配分	评分标准	自评	互评	考评	均分
1	药品销售步骤完整性	60	（1）进店招呼 10 分 （2）问病荐药 20 分 （3）收银结账 20 分 （4）送别顾客 10 分				
2	主动运用关联销售技巧	40	（1）运用 1 种关联销售技巧 10 分 （2）运用 2 种关联技巧 30 分 （3）运用 3 种及以上关联技巧 40 分				
合计							

工作任务 3-3　顾客服务

 岗位情境

　　这一天药店店员翠玲上晚班,店里突然走进来一位中年男子。他大声叫唤着要找经理投诉,说自己家的孩子吃了店里买的钙片已经 1 周了,但一点效果都没有,说这家店卖的是假药。

　　思考:药店店员翠玲应该如何处理此事?

学习目标

知识目标

- 掌握顾客异议的分类。
- 掌握顾客投诉的处理流程。
- 掌握药店退换货的相关规定。
- 掌握药店退换货的处理流程。
- 熟悉便民服务的分类和具体服务项目。

能力目标

- 能根据药店的实际情况设计一套合理的便民服务方案。
- 能正确处理顾客提出的异议。
- 能正确处理顾客的投诉。
- 能正确处理顾客退换货。

素质目标

- 具备耐心细致的服务精神和诚心待客的工作态度。

药德榜样

　　北京某连锁药店有限责任公司的李药师不仅向顾客提供专业的药学服务,更是用诚信、诚心去对待每一位顾客。一天晚上,店里正要打烊,店里接到一个紧急电话。顾客说家里有小孩发高烧,没法去药店买药,恳求店里能帮忙送退烧药到家里。此时,正准备下班的李药师主动接下了送药任务,以最短的时间把药送到了顾客家里,并告知家长服药注意事项和物理降温的方法。李药师的服务精神得到了顾客的认同,她成了整个社区的热心"好药师"。

职业能力 3‐3‐1　为顾客提供便民服务

一、基本知识

药品是保障人民健康和生命安全的特殊商品,药店需深入贯彻"以人民为中心"的发展理念。便民服务可促进药品零售企业创新发展,为顾客提供更专业、更优质的服务。便民服务主要分为专业类便民服务和非专业类便民服务。

(一)专业类便民服务

专业类便民服务主要包括免费测量血压、身高、体重;免费测血脂;免费测血糖;免费测尿酸;免费提供慢病患者的用药跟进指导服务;24 小时售药服务;送药上门服务;医疗器械出租服务;免费代煎中药;免费提供中药打粉、切片服务;免费试用、品尝服务;药品回收服务;免费测骨密度;免费吸氧、充氧等服务。

(二)非专业类便民服务

非专业类便民服务主要包括提供免费的饮用水并提供纸杯;免费办理会员卡;提供放大镜及老花镜;免费提供休息区;免费查询商品价格及库存服务;免费寄存;免费换零钱;免费停车;免费租借雨伞;代客订货;提供免费阅读区;免费代客寄收邮件;免费开放卫生间等服务。

由于便民服务大多都是免费为顾客提供,不能立刻提升门店销售额,但又会增加员工的工作强度,所以全体员工都要理解开展便民服务的意义所在。只有获得了顾客的认可,增强门店的服务意识和品牌效应,才可拉近与顾客的距离,增加顾客的忠诚度,为门店带来源源不断的销量与人气。

二、赛前演练

(一)演练任务

某药店地处城市中心,周边有 1 所中学、1 所小学,周边以企事业单位的单位房居多,平日里有不少退休老人到店购药。

任务:根据案例中药店的情况设计一套合理的便民服务方案。

(二)便民服务方案设计要点

便民服务设计要点如表 3‐3‐1 所示。

表 3‐3‐1　设计要点一览表

序号	设计要点	具 体 要 求
1	顾客分析	满足周边顾客的需求
2	地段分析	便民服务内容与所处地段相符
3	方案可行性	便民服务的项目和内容的可行性
4	方案有效性	便民服务的项目和内容的有效性
5	投入与产出分析	便民服务所需要投入的人力物力财力与其回报的分析

（三）学习结果评价

学习结果评价如表 3－3－2 所示。

表 3－3－2　学习结果评价表

序号	评价内容	配分	评分标准	自评	互评	考评	均分
1	顾客分析	20	满足周边顾客的需求 20 分				
2	地段分析	20	便民服务内容与所处地段相符 20 分				
3	方案可行性	20	便民服务的项目和内容的可行性强 20 分				
4	方案有效性	20	便民服务的项目和内容的有效性 20 分				
5	投入与产出分析	20	便民服务所需要投入的人力物力财力与其回报的分析 20 分				
合计							

职业能力 3－3－2　处理顾客异议

一、基本知识

药店顾客的异议是指药店工作人员在向顾客提供服务的过程中，顾客发出的怀疑、抱怨，提出否定或反对的意见。顾客异议分为价格异议、质量异议和服务异议 3 种类型。

（一）价格异议

1. 价格异议的概念　价格异议是指顾客购买医药商品时，预期的商品价格与实际商品的价格相差较大而提出的异议。顾客对药品价格较为敏感，往往会因为药品的价格比商圈内其他药店的定价高，而向药店提出价格异议。

2. 价格异议的处理方法　当顾客质疑商品价格时，应主动从疗效、厂家、品牌、疗程价格、规格等多个方面进行合理解释。若顾客对比了竞争对手的价格，则根据公司的优惠政策（如双倍差额补偿）进行处理。

（二）质量异议

1. 质量异议的概念　质量异议是指顾客对医药商品的质量提出的异议，包括商品过期、变质、包装破损、出现不良反应等。商品质量问题往往成为顾客异议和抱怨反映最集中的。

2. 质量异议的处理方法　商品质量异议是客观存在的，处理方法是真诚感谢顾客提出异议，对发生此事表示抱歉。同时，根据商品质量存在的问题进行调查分析，分清责任。若责任是门店，应及时上报，并对顾客提出赔偿或解释。若责任是顾客，应该向顾客解释清楚。

（三）服务异议

1. 服务异议的概念　服务异议是指顾客对药店的服务态度、服务质量、服务内容等方面提出不满。药店工作人员为顾客提供服务，缺乏正确的推荐技巧和工作态度都将导致顾客的不满,产生抱怨。

2. 服务异议的处理方法　服务异议主要是关于服务的态度、技巧、规范等方面的异议。由于服务的异议偏主观化,我们接到这种异议后首先要感谢顾客对我们的服务进行监督,并仔细倾听顾客的异议内容。在了解顾客的需求过程中,安抚顾客的情绪,并合理地进行解释,并请顾客能予以原谅。

二、赛前演练

(一)演练任务

杨女士,女,26 岁,到店购买某知名品牌的感冒灵颗粒,店内价格每盒 10.2 元。杨女士得知本店价格后,质疑本店的药品价格过于昂贵,提出另一家药店的同品牌同规格的感冒灵颗粒为每盒 8.8 元,还在店内跟营业员讨价还价。

任务:请问你如果是营业员该如何处理?

(二)操作步骤

操作步骤如表 3-3-3 所示。

表 3-3-3　操作步骤

序号	操作步骤	操作标准
1	耐心倾听	与顾客保持适当的距离,耐心倾听顾客的抱怨,目光关切
2	提问了解需求	适时提问了解顾客的需求
3	安抚顾客情绪	通过道歉等方式安抚顾客情绪
4	提出合理解决方案	根据不同的异议类型,提出合理的解决方案

(三)学习结果评价

学习结果评价如表 3-3-4 所示。

表 3-3-4　学习结果评价

序号	评价内容	配分	评分标准	自评	互评	考评	均分
1	耐心倾听	10	与顾客保持适当的距离,耐心倾听顾客的抱怨,目光关切 10 分				
2	提问了解需求	20	适时提问了解顾客的需求 20 分				
3	安抚顾客情绪	20	通过道歉等方式安抚顾客情绪 20 分				
4	提出合理解决方案	50	根据不同的异议类型,提出合理的解决方案 50 分				
合计							

职业能力 3-3-3 处理顾客投诉

一、基本知识

顾客投诉是指顾客在购买医药商品的过程中或购买后对药店提供的商品、服务等感到不满意,进而提出投诉的行为。

（一）顾客投诉的处理原则

因为顾客投诉比顾客异议的不满意程度更为严重,理应尽量避免在公开场合直接处理。在处理顾客的抱怨时,能站在顾客的立场为对方设想,使得顾客的情绪得到尊重。认真倾听投诉内容,找到问题的症结所在。

（二）顾客投诉的处理流程

1. 耐心倾听　处理顾客投诉的员工最好将顾客带到一个办公室或者人员较少的角落,需要保持平静的心态,就事论事,以温和的态度引导顾客完整地说出投诉的事件,让顾客将内心不满的情绪发泄出来,其间不要与顾客争辩,耐心倾听。如果顾客投诉的是某位店员,最好由其他资深员工或者店长处理此事。

2. 表达歉意　听完顾客的叙述后,先真诚地向顾客道歉。客观地站在顾客的立场来分析投诉事件,对顾客所感受到的"不愉快"表达同理心。

3. 提出方案　先询问顾客对此投诉有何种解决方案,根据顾客的诉求结合实际情况提出店内解决问题的方案,在此过程中需让顾客知道药店为解决该问题所付出的努力。若双方都同意该方案,则立即执行,并适当给予顾客一些小礼物以表达歉意。若不能现场解决,应留下联系方式,约定好时间再做处理。

4. 反思记录　处理完投诉后,需召集店内员工进行事件通报,当事人需反思自己存在的问题。让全体员工避免投诉再次发生,同时了解投诉的处理流程和技巧。按照公司的规定做好投诉处理的记录。

二、赛前演练

（一）演练任务

张阿姨,女,66 岁。这天中午 14 点,张阿姨气冲冲地走进药店,朝着当班的营业员大声喊:"大中午的,你们药店的音乐声不能小一点吗？ 让我们怎么午休,我要投诉你们。"

请问你如果是当班的营业员该如何处理？

（二）操作步骤

操作步骤如表 3-3-5 所示。

表 3-3-5　操作步骤表

序号	操作步骤	操 作 标 准
1	耐心倾听	（1）把顾客带到办公室或人员较少的角落 （2）耐心倾听,不争辩

续　表

序号	操作步骤	操作标准
2	表达歉意	主动表达歉意
3	提出方案	先询问顾客的诉求,并提出合理的解决方案
4	反思记录	能反思并按要求记录

（三）学习结果评价

学习结果评价如表 3-3-6 所示。

表 3-3-6　学习结果评价表

序号	评价内容	配分	评分标准	自评	互评	考评	均分
1	耐心倾听	20	（1）把顾客带到办公室或人员较少的角落 10 分 （2）耐心倾听,不争辩 10 分				
2	表达歉意	20	主动表达歉意 20 分				
3	提出方案	40	（1）先询问顾客的诉求 20 分 （2）能提出合理的解决方案 20 分				
4	反思记录	20	（1）能反思 10 分 （2）按要求记录 10 分				
	合计						

职业能力 3-3-4　处理顾客退换货

一、基本知识

（一）退换货的相关规定

《药品经营质量管理规范》规定,除药品质量原因外,药品一经售出,不得退换。因此,只有在存在药品质量问题时,药店必须退换药品,否则,药店可以不退换药品。

（二）退换货的处理流程

1. 认真倾听,表达歉意　无论什么情况,接待人员应当先向顾客表达歉意:"您好!我是当班负责人,不好意思,让您多跑一趟了,请问有什么可以帮到您的吗?"再引导顾客至安静、方便的地点,尽量避免影响正常营业,以诚恳的态度听取顾客提出的要求,并询问退换货的原因。

2. 核查药品　接待人员认真核查药品及购买凭证(购物小票或发票),仔细检查药品名称、规格、生产日期、生产批号、有效期、批准文号、生产企业等内容,检查药品内外包装是否完整、是否在有效期内及药品质量等情况。非质量问题、人为损坏或购物时间超过规定时间,不予退换货,向顾客做好解释,取得顾客谅解,并赠送小礼物以示歉意。

3. 退换货处理　回收药品及购买凭证(购物小票或发票,在原发票上注明"作废"字样),如购买凭证(购物小票或发票)有其他药品,则为其他药品重新开具购买凭证(购物小票或发票),并交给顾客。

(1) 退货操作:在收银机上执行退货操作,退款由收银员交给顾客,开具票据,顾客、收银员、当班负责人 3 人在票据上签字,填写《销后退回商品记录表》,并核对收(付)款差额。

(2) 换货操作:在收银机上执行换货操作,请顾客重新挑选药品,实行销售操作,并核对收(付)款差额。

将退换回的药品放入不合格区,登记后等待进一步处理。

4. 填写、整理、通报　按照退换货的时间顺序,填写、整理《退换商品记录汇总表》,当班结束后在《交接班本》上登记退换货情况记录,以及收(付)款差额情况。将退换货情况、处理结果向上级部门和员工通报,以便日后改进。

二、赛前演练

(一)演练任务

李先生,男,30 岁。3 天前,李先生在本药店购买了 3 盒维生素 D 滴剂。在服药的过程中发现其中一盒药品中的软胶囊有破损漏液的现象,于是到药店要求换货。

请正确处理李先生的退换货需求。

(二)操作步骤

操作步骤如表 3-3-7 所示。

表 3-3-7　操作步骤表

序号	操作步骤	操 作 标 准
1	接待	礼貌接待并询问退换货原因
2	核查药品	到电脑系统逐一核查药品信息,检查药品情况
3	退换货处理	(1) 向顾客阐明是否符合/不符合退换货条件的原因 (2) 回收相应的药品 (3) 请顾客核对更换后的商品并签名
4	填写、整理、通报	填写《退换商品记录汇总表》,在《交接班本》上登记退换货情况记录

(三)学习结果评价

学习结果评价如表 3-3-8 所示。

表 3-3-8　学习结果评价表

序号	评价内容	配分	评分标准	自评	互评	考评	均分
1	接待	20	礼貌接待并询问退换货原因 20 分				
2	核查药品	30	到电脑系统逐一核查药品信息,检查药品情况 30 分				

续　表

序号	评价内容	配分	评分标准	自评	互评	考评	均分
3	退换货处理	30	(1) 向顾客阐明是否符合/不符合退换货条件的原因 10 分 (2) 回收相应的药品 10 分 (3) 请顾客核对更换后的商品并签名 10 分				
4	填写、整理、通报	20	填写《退换商品记录汇总表》,在《交接班本》上登记退换货情况记录 20 分				
	合计						

灿烂民族医药

　　壮药是指在壮医理论的指导下,用于防治疾病的天然药物和加工品,根据其自然属性可分为植物、动物和矿物药三大类。民族药材标准的制定是现代民族药发展的基础,广西壮族自治区食品药品监督管理局组织广西食品药品检验所、广西中医药大学、广西中医药研究院等 10 余家单位,开展壮瑶药材的基础和质量控制研究,历时 10 余年,高质量编制了广西壮药材的质量标准。于 2008 年、2011年、2017 年先后颁布了 3 卷《广西壮族自治区壮药质量标准》。其中,第一卷遴选收载壮药材品种 164 种(其中植物药 145 种,矿物药 3 种,动物药 10 种,提取物 6种);第二卷遴选收载壮药材品种 211 种(其中植物药 193 种,动物药 14 种,其他类药 4 种);第三卷遴选收载壮药材品种 114 种(其中植物药 104 种,动物药 8 种,其他类药 2 种)。同时对 132 个品种进行了较全面的质量研究,并对 95 个壮医药常用相关的理论及其名词、术语进行了规范化表述,大幅度地提高了质量标准水平,为壮药的生产、流通、使用、检验、监督管理及有关单位进行壮族地方常用壮药材质量监督、检验提供法定技术依据。建立常用民族药材地方质量标准,对广西壮族自治区的民族医药事业发展,特别是对壮医的规范化、标准化管理,起到积极的作用。

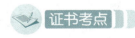 **证书考点**

请扫描二维码

练一练

（陈　诚,杨　栩,李　健）

数字资源

工作任务 4−1　处方识读

 岗位情境

　　患者王女士,24 岁,体温 39.1℃,去医院看普通门诊。经体格检查和血常规检查,医生诊断为感冒发热,并为其开具处方:

Rp.

对乙酰氨基酚片 0.5 g×9 片

Sig. 0.5 g tid. po.

维生素 C 片 100 mg×18 片

Sig. 200 mg tid. po.

思考:

1. 该处方中的缩写词分别代表什么意思?

2. 该处方的正文格式是否正确?

学习目标

知识目标

● 掌握处方的分类,处方常用的外文缩写及中文含义。

● 熟悉处方的概念、结构及书写规范。

● 了解处方的管理规定。

能力目标

● 能分辨处方的类型。

● 能识读处方。

素质目标

● 具备耐心细致的服务精神和认真负责的工作态度。

药德榜样

　　李药师是大健康药店的执业药师、副经理。自1999年参加工作以来，一直在药店从事药学服务工作。作为一名执业药师，她始终专业而真诚地服务着每一位顾客。一次，一位顾客来抓药，李药师发现处方是治疗面瘫的，其中一味药应是"白附子"，而顾客的处方中是"白附片"。白附片、白附子虽只有一字之差，功效却截然不同。李药师向顾客说明了情况，而顾客却说："大夫怎么开的你就怎么抓，大夫还能开错药吗？""这很有可能是大夫笔误写错了，您最好还是跟大夫确认一下吧。"第二天，顾客返回药店并激动地说："真是谢谢你了，确实是大夫笔误写错了，大健康药店的药师真是对顾客负责，以后抓药我哪也不去，就来大健康药店了！"

　　作为一名专业的药学服务人员，要始终把"责任"两字放在心中最重要的位置，从而给顾客提供更为专业和优质的服务。

职业能力4-1-1　分辨处方的类型

一、处方的概念和意义

（一）处方的概念

　　《处方管理办法》中定义处方是指由注册的执业医师和执业助理医师（以下简称医师）在诊疗活动中为患者开具的、由执业药师或取得药学专业技术职务任职资格的药学专业技术人员（以下简称药师）审核、调配、核对，并作为患者用药凭证的医疗文书，包括医疗机构病区用药医嘱单。

（二）处方的意义

　　处方是医生对患者用药的书面文件，是药剂人员调配药品的依据，具有法律、技术、经济方面的意义。

　　1. 法律意义　医师具有诊断权和开具处方权，但无调配处方权；药师具有审核、调配处方权，但无诊断权和修改处方权。因开具处方或调配处方所造成的医疗差错或事故，医师和药师分别负有相应的法律责任。

　　2. 技术意义　开具或调配处方均须由经过医药院校系统专业学习，并经资格认定的技术人员担任。医师对患者做出明确的诊断后，在安全、有效、经济的原则下开具处方。药师对处方进行审核、调配、核对，并将药品发给患者，同时进行用药指导。

　　3. 经济意义　处方是药品消耗及药品经济收入结账的凭证和原始依据，也是患者在治疗疾病过程中用药报销的真实凭证。

二、处方的类型

　　1. 普通处方　印刷用纸为白色。
　　2. 急诊处方　印刷用纸为淡黄色，右上角标注"急诊"。

3. 儿科处方　印刷用纸为淡绿色,右上角标注"儿科"。

4. 麻醉药品和第一类精神药品处方　印刷用纸为淡红色,右上角分别标注"麻""精一"。

5. 第二类精神药品处方　印刷用纸为白色,右上角标注"精二"。

三、赛前演练

教师提供普通处方、急诊处方、儿科处方、麻醉药品和第一类精神药品处方、第二类精神药品处方,学生说出每个处方的类型和特点。

（一）分辨要点

各类处方颜色与标注如表4-1-1所示。

表4-1-1　各类处方颜色与标注一览表

处方类型	印刷用纸	右上角标注
普通处方	白色	无
急诊处方	淡黄色	急诊
儿科处方	淡绿色	儿科
麻醉药品和第一类精神药品处方	淡红色	麻、精一
第二类精神药品处方	白色	精二

（二）学习结果评价

学习结果评价如表4-1-2所示。

表4-1-2　学习结果评价表

序号	评价内容	配分	评分标准	自评	互评	考评	均分
1	处方类型	40	能识别一个处方8分				
2	处方颜色	30	明确一个处方颜色6分				
3	处方右上角标注内容	30	说出一个处方右上角标注内容6分				
			合计				

职业能力4-1-2　识读处方

一、处方的格式

（一）前记

包括医疗机构全称、费别、患者姓名、性别、年龄、门诊号或住院号、科别、临床诊断、开具日期等,并可添加特殊要求的项目。麻醉药品、第一类精神药品和毒性药品处方还应包括患者身份证编号、代办人姓名及其身份证编号。

（二）正文

以"Rp"或"R"（意为"请取"）标示,分列药品名称、剂型、规格、数量、用法用量等。

（三）后记

包括医师以及审核、调配、核对、发药的药师签名或者加盖专用签章,并注明药品金额。

目前大部分医疗机构已使用计算机开具电子处方,《处方管理办法》规定医师利用计算机开具、传递普通处方时,应当同时打印出纸质处方,其组成与手写处方一致;打印的纸质处方经签名或者加盖签章后有效。普通处方示例如图4-1-1所示。

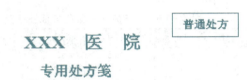

图4-1-1　普通处方示例

二、处方书写规范

（1）每张处方限于1名患者的用药。

（2）患者一般情况和临床诊断应填写清晰、完整,并与病历记载相一致。

（3）患者年龄应当写实足年龄,新生儿、婴幼儿写日、月龄,必要时注明体重。

（4）除特殊情况外,应当注明临床诊断。

（5）字迹清楚,不得涂改,如需修改,医师应当在修改处签名并注明修改日期。

（6）药品名称应当使用药品通用名,即由国家药典委员会按照《药品通用名称命名原则》组织制定并报国家药品监督管理部门备案的药品法定名称。医疗机构或者医师、药师不得自行编制药品缩写名称或者使用代号;书写药品名称、剂量、规格、用法、用量要准确规范,药品用法可用规范的中文或英文、拉丁文的缩写体书写,常用外文缩写词如表4-1-3所示,但不得使用"遵医嘱""自用"等含糊不清的字句。

表4-1-3　处方中常见的外文缩写和含义

项目	外文缩写	中文含义	外文缩写	中文含义
给药途径	po.	口服	us. Ext.	外用
	iv.	静脉注射	iv. gtt.	静脉滴注
	im.	肌内注射	OU.	双眼
	ih.	皮下注射	OS.	左眼
	id.	皮内注射	OD.	右眼
给药次数	qd.	每日1次	q4h.	每4小时1次
	bid.	每日2次	qm.	每晨1次
	tid.	每日3次	qn.	每晚1次
	qid.	每日4次	qod.	隔日1次
给药时间	ac.	饭前	St.	立即
	pc.	饭后	hs.	睡前
	am.	上午	sos.	需要时
	pm.	下午	prn.	必要时
其他	gtt.	滴	Sig.	用法
	NS	生理盐水	GS	葡萄糖溶液

（7）西药和中成药可以分别开具处方,也可以开具一张处方,中药饮片应当单独开具处方。

（8）开具西药、中成药处方,每种药品应当另起一行,每张处方不得超过5种药品。

（9）中药饮片处方的书写,一般应当按"君、臣、佐、使"的顺序排列;调剂、煎煮的特殊要求在药品右上方注明,并加括号,如包煎、先煎、后下等;对饮片的产地、炮制有特殊要求的,应当在药品名称之前写明。

（10）药品用法用量应当按照药品说明书规定的常规用法用量使用,特殊情况需要超剂量使用时,应当注明原因并再次签名。

（11）开具处方后的空白处画一斜线以示处方完毕。

（12）处方医师的签名式样和专用签章应当与院内药学部门留样备查的式样一致,不得任意改动,否则应当重新登记留样备案。

（13）药品剂量与数量用阿拉伯数字书写。剂量应当使用法定剂量单位：重量为克（g）、毫克（mg）、微克（μg）、纳克（ng）；容量为升（L）、毫升（mL）；国际单位（IU）、单位（U）；中药饮片以克（g）为单位。片剂、丸剂、胶囊剂、颗粒剂分别以片、丸、粒、袋为单位；溶液剂以支、瓶为单位；软膏及乳膏剂以支、盒为单位；注射剂以支、瓶为单位，应当注明含量；中药饮片以剂为单位。

三、处方的管理规定

1. 处方权 经注册的执业医师和执业助理医师在执业地点取得相应的处方权。医师应在注册的医疗机构签名留样或者专用签章备案后，方可开具处方。医师被责令暂停执业、离岗培训期间或被注销、吊销执业证书后，其处方权即被取消。

具有药师以上专业技术职务任职资格的人员负责处方审核、调配、核对、发药，以及安全用药指导；药士从事处方调配工作。

2. 处方期限 处方开具当日有效。特殊情况下需延长有效期的，由开具处方的医师注明有效期限，但有效期最长不得超过3天。

3. 处方限量 门诊处方一般不得超过7日用量（含第二类精神药品）；急诊处方一般不得超过3日用量；对于某些慢性病、老年病或特殊情况，处方用量可适当增加，但医师应注明理由。特殊管理药品的处方用量必须严格执行国家有关规定，麻醉药品注射剂不得超过一次量、片剂不得超过3日常用量、缓控释制剂不得超过7日常用量，再开处方必须间隔10天。零售药店不得经营麻醉药品和第一类精神药品，经批准后方可经营第二类精神药品。

4. 处方保管

（1）医院处方：普通处方、急诊处方、儿科处方保存期限为1年，医疗用毒性药品、精神药品处方保存期限为2年，麻醉药品处方保存期限为3年。

（2）零售药店处方：必须保存处方2年以上备查。

四、赛前演练

教师提供包括普通处方、急诊处方、儿科处方、麻醉药品和第一类精神药品处方、第二类精神药品处方共10张，学生分辨每个处方的格式是否正确，并检查每个处方的限量是否符合规定。

（一）分辨要点

处方格式如表4-1-4所示。

表4-1-4　处方格式

前记	正文	后记
医疗、预防、保健机构名称，费别（支付与报销类别），患者姓名、性别、年龄、门诊或住院病历号、科别或病区和床位号，临床诊断，开具日期等。麻醉药品、第一类精神药品和毒性药品处方还应当包括患者身份证明编号，代办人姓名、身份证明编号	药品名称、剂型、规格、数量、用法、用量	医师签名或加盖专用签章，药品金额以及审核、调配、核对、发药的药师签名或加盖专用签章

（二）学习结果评价

学习结果评价如表 4-1-5 所示。

表 4-1-5　学习结果评价表

序号	评价内容	配分	评分标准	自评	互评	考评	均分
1	判断处方格式是否正确	50	一个处方 5 分				
2	检查处方限量	50	一个处方 5 分				
			合计				

工作任务 4 – 2　处方调配

🖥 **岗位情境**

　　患者,女,34 岁,因出现咽喉疼痛,发热等症状去看门诊,量体温 38.6℃。经体格检查和血常规检查,医生诊断为感冒发热伴细菌感染,并为其开具处方:

Rp.

对乙酰氨基酚片 0.5 g×10 片

Sig. 0.5 g sos. po.

阿莫西林胶囊 0.25 g×24 片

Sig. 0.5 g tid. po.

思考:

1. 该处方用药是否合理?

2. 如果你是药师,该如何调配处方?

学习目标

知识目标

● 掌握处方审核、调配、复核、发药等处方调配程序。

● 熟悉处方审核的内容。

● 了解处方调配的基本要求。

能力目标

● 调配处方。

素质目标

● 具有人文关怀精神和耐心细致的服务精神。

药德榜样

　　在我们享受美好幸福生活的时候,有一群人正默默守护我们的平安和健康,为公众服务。他们的爱,没有惊心动魄,没有感人肺腑,而是像一条涓涓细流,润物细无声。来自基层药店的工作者胥药师,就是其中的一员。

　　有一天,一位顾客拿着处方来买药,胥药师仔细查看了处方后,发现该处方对于 5 岁的孩子来说剂量超量,建议顾客向医生确认剂量。胥药师耐心地与患儿家长沟通,详细说明情况缘由,并给出了可行的建议。不久以后,那位顾客专程来药店感谢他:"您专业的药学服务,真是让人敬佩。"

"执业药师责任重大。"胥药师表示,在今后的工作中也会继续严格要求自己,秉承执业药师道德规范,加强学习,丰富安全用药指导经验,提供专业的药学服务,视患者为亲人,用心关怀、用爱温暖,做让百姓放心、社会认可、患者信赖的优秀药师。

职业能力4-2-1　调配处方

一、处方审核

处方审核是指药师运用专业知识与实践技能,根据相关法律法规、规章制度与技术规范等,对医师在诊疗活动中为患者开具的处方进行合法性、规范性和用药适宜性审核,并做出是否同意调配与发药决定的药学技术服务。

（一）处方合法性审核

（1）处方开具人是否根据《执业医师法》取得医师资格,并执业注册。

（2）处方开具时,处方医师是否根据《处方管理办法》在执业注册地点取得处方权。

（3）麻醉药品、第一类精神药品、医疗用毒性药品、放射性药品、抗感染药物等药品处方是否由具有相应处方权资质的医师开具。

（二）处方规范性审核

药师应当认真检查处方前记、正文、后记书写是否完整,书写是否规范,字迹是否清晰,是否符合处方限量的规定等。

（三）处方适宜性审核

1. 处方用药与病症诊断的相符性

（1）无适应证用药:临床上无明显细菌感染指征,但常被给予抗菌药物。例如患者咳嗽,但无感染诊断(白细胞计数、C-反应蛋白正常),给予阿奇霉素口服。

（2）无正当理由超说明书用药:又称药品说明书外用法、药品未注册用法,是指药品使用的适应证、剂量、疗程、途径或人群等未在药品监督管理部门批准的药品说明书记载范围内的用法。

（3）不合理联合用药:指无明确指征联合用药;单一抗菌药已能控制的感染而应用两种及以上的抗菌药;盲目应用辅助治疗药;重复用药。

（4）过度治疗用药:表现在滥用抗菌药物、糖皮质激素、人血白蛋白、辅助治疗药等。

（5）有禁忌证用药:表现为忽略药品说明书的提示,忽略病情和患者的基础疾病用药。如阿司匹林用于胃溃疡患者,吗啡用于支气管哮喘及肺源性心脏病患者。

2. 剂量、用法和疗程的正确性　药师应掌握药品说明书推荐的剂量和用法。

3. 选用剂型与给药途径的合理性　药师应掌握各种剂型及不同给药途径的特点,正确审核处方。根据临床治疗需要选择合理的给药途径,能口服(有效)不肌注,能肌注不输液。

4. 是否有重复用药现象

（1）一药多名：同一通用名药品常有多种不同的商品名，易导致重复用药、用药过量或中毒风险。

（2）中成药中含有化学药成分：在我国批准注册的中成药有部分是中西药复方制剂。如鼻炎康片含有马来酸氯苯那敏；消渴丸中含有格列本脲；维 C 银翘片中含有对乙酰氨基酚和马来酸氯苯那敏。

5. 对规定必须做皮试的药品，处方是否注明过敏试验及结果判定　　现行版《中华人民共和国药典临床用药须知》规定以下药物使用前必须皮试：青霉素钾注射液、细胞色素 C 注射液、α-糜蛋白酶注射液、胸腺素注射液、破伤风抗毒素注射液、抗狂犬病毒血清注射液等。

6. 是否有潜在临床意义的药物相互作用和配伍禁忌

（1）药效学方面的影响：包括药物疗效或毒副作用的相加、协同或拮抗作用。如磺胺甲噁唑（SMZ）和甲氧苄啶（TMP）合用可从多个途径阻断细菌叶酸的合成，增强抗菌效果；利尿剂和氨基糖苷类抗生素合用可增加耳毒性。

（2）药动学方面的影响：包括对药物吸收、分布、代谢和排泄方面的影响。如抗酸药中金属离子成分与四环素同服，影响吸收。阿司匹林等具有较强的血浆蛋白结合力，与口服磺脲类降糖药合用时，可使后者游离型药物浓度增加；苯巴比妥、苯妥英钠、利福平等肝药酶诱导剂能增强肝药酶活性，促进与其合用药物的代谢，而异烟肼、西咪替丁、咪唑类抗真菌药、大环内酯类抗生素等肝药酶抑制剂能抑制肝药酶活性，抑制与其合用药物的代谢；丙磺舒等可减少青霉素自肾小管的排泄，使青霉素血浆药物浓度增高，血浆半衰期延长。

（3）规避药物的配伍禁忌：某些中成药与化学药合用可能会发生配伍禁忌。如山楂丸与碳酸氢钠不宜合用，二者酸碱中和会影响疗效；麻杏止咳片与地高辛不宜合用，其所含麻黄碱会增强地高辛的心脏毒性。

二、处方调配

（一）处方调配的基本流程

1. 收方　礼貌地从患者手中接过处方。

2. 审方　指处方审核员审查医师为患者开具的处方，应认真审查处方来源、药品名称、药品规格、临床用途、用法用量、配伍禁忌等处方合法性、规范性和用药适宜性内容。合格的处方经处方审核员签字后方可进行调配，对于有疑问或不合格的处方，拒绝调配，并告知患者与处方医师联系，问明原因，协商处理，不能只凭主观臆断或随意处理。

3. 收费　按实际零售价格计价收费，并开具销售凭证。

4. 调配　处方调配员根据处方内容依次调配药品，调配处方时必须要做到"四查十对"。①查处方，对科别、姓名、年龄。②查药品，对药名、剂型、规格、数量。③查配伍禁忌，对药品性状、用法用量。④查用药合理性，对临床诊断。调配处方后在处方上签字，如需拆零，按相关拆零规程操作。

5. 复核　复核员核对处方内容与所调配药品的药品名称、规格、用法、用量等是否一致，逐一检查药品的外观质量是否合格，并签字确认。

6. 发药　根据处方核对患者姓名、年龄等，详细交代用法用量、注意事项，并进行用药教育和用药咨询。

7. 存方　将已调配销售的处方按有关规定保存;对顾客不愿意留存的处方,可保存其复印件。

（二）处方调配的基本要求

1. 注意药品的批号效期　调配处方时应检查药品的批准文号,并注意药品的有效期,取同一种药品时应取同一批号药品,同一个批号的药品销售完后再取另一批号的药品。近效期药品要及时采取措施,严禁销售过期药品。

2. 特殊交代事项

（1）药品的特殊储存要求和特殊服用方法要主动告知患者,如胰岛素制剂应在 $2\sim8℃$ 低温冷藏;泡腾片不能直接吞服,需用冷水或温开水溶解后服用。

（2）某些典型的药品不良反应需主动告知,如患者服用含有镇静催眠或抗组胺成分的药品要提醒患者服药期间不可驾驶汽车或高空作业;含有头孢类成分的药品要提醒患者近期不能饮酒等。

3. 遵守法规要求　药品零售企业应及时关注相关法规对药品调配的要求,如销售含麻黄碱类制剂,应当查验购买者的身份证,并对其姓名和身份证号码予以登记。除处方药按处方剂量销售外,含麻黄碱类制剂,一次销售不得超过 2 个最小包装。

三、赛前演练

（一）演练任务

患者,女,34 岁,因出现咽喉疼痛,发热等症状去看门诊,量体温 38.6℃。经体格检查和血常规检查,医生诊断为感冒发热伴细菌感染,并为其开具处方如下:

Rp.

对乙酰氨基酚片 $0.5\,g\times10$ 片

Sig. 0.5 g sos. po.

阿莫西林胶囊 $0.25\,g\times24$ 片

Sig. 0.5 g tid. po.

任务:根据案例中患者的处方进行处方调配训练。

（二）分辨要点

学习结果评价如表 4-2-1 所示。

表 4-2-1　处方调配基本流程

序号	基本流程	注　意　事　项
1	收方	从顾客处接收处方
2	审方	（1）处方审核员审查处方来源、药品名称、药品规格、临床用途、用法用量、配伍禁忌等处方合法性、规范性和用药适宜性内容 （2）合格的处方经处方审核员签字后可进行调配
3	收费	按实际零售价格计价收费,并开具销售凭证
4	调配	（1）按处方调配,调配时要仔细核对药品标签上的名称、规格、用法、用量等,防止出差错 （2）调配的药品必须完全与处方相符 （3）严格按照规章制度调配,拆零分装药品时严禁用手直接取药 （4）调配完成后需在处方上签字

续 表

序号	基本流程	注 意 事 项
5	核对	复核员核对处方内容与所调配药品的名称、规格、用法、用量等是否一致,逐一检查药品的外观质量是否合格,并签字确认
6	发药	发药时应语言清晰,详细交代用法、用量、间隔时间、不良反应和注意事项,耐心回答顾客的询问

(二)学习结果评价

学习结果评价如表4-2-2所示。

表4-2-2　学习结果评价表

序号	评价内容	配分	评分标准	自评	互评	考评	均分
1	收方	10	(1)着装整洁干净5分 (2)热情礼貌接过处方5分				
2	审方	30	(1)认真查看处方书写的规范性和用药合理性20分 (2)处方审核合格签字10分				
3	收费	10	按实际零售价格计价收费,并开具销售凭证10分				
4	调配	20	调配的药品必须完全与处方相符,调配员需在处方上签字20分				
5	核对	10	核对处方内容与所调配药品的药名、规格、用法、用量等是否一致,逐一检查药品的外观质量是否合格,并签字确认10分				
6	发药	20	将复核过的药品礼貌交给顾客,详细交代用法、用量、间隔时间、不良反应和注意事项,耐心回答顾客的询问20分				
		合计					

灿烂民族医药

非遗技艺——壮医药线点灸疗法

壮医药线点灸疗法是根据壮医基础理论,选用广西壮族地区出产的壮药炮制的苎麻线,将其一端拧紧点燃后,于患者体表的穴位或部位迅速灼灸,通过穴位刺激以治疗和预防疾病的一种治疗方法,在壮族民间常被制成经验方流行,可有效疏通龙路、火路气机,对属畏寒、发热、肿块、疼痛、痿痹、麻木、瘙痒者作用明显。

壮医药线点灸疗法原流传于广西壮族自治区柳江县壮族民间龙氏家族,秘不外传。后经国医大师黄瑾明、全国名中医黄汉儒等壮医大家的努力,壮医药线点灸由秘而不宣的家传医术变成一门独立学科,成为壮医针灸疗法中最主要的技法之一。2011 年,壮医药线点灸疗法被列入第三批国家级非物质文化遗产名录。

从感冒发热、蚊虫叮咬到带状疱疹、荨麻疹,举凡内、外、妇、儿、五官、皮肤各科"七大纲"内 100 多种常见疾病,壮医药线点灸疗法因疗效确切及"简、便、廉、验、捷"的特点深受群众欢迎。壮医药线点灸疗法已在全国 300 多家医疗单位应用推广,并走出国门,流传至美国、英国、澳大利亚、新加坡等国家及香港、澳门、台湾地区,为打造人类卫生健康共同体贡献力量。

 证书考点

请扫描二维码

练一练

（陈艳华）

数字资源

工作任务 5－1　发热的用药推荐

　　李先生,男,25岁,因昨日降温着凉,今日出现浑身发烫、头痛的症状,测量腋窝体温为 38.9℃,遂到药店购药。

　　思考:如果你是药店店员,应该为李先生推荐什么药品呢? 你应该如何做好用药指导及健康教育工作呢?

 学习目标

知识目标
- 掌握治疗发热的药品推荐、用药指导及健康教育。
- 熟悉发热的临床表现。
- 了解导致发热的病因。

能力目标
- 能分辨发热的临床表现。
- 能准确开展解热药的用药指导和健康教育。

素质目标
- 具备尽职尽责、守护健康的职业素养。

药德榜样

　　沈药师是某药店的一名执业药师。一天下午,一位年轻的妈妈背着宝宝来到店里,因为走得急,年轻妈妈上气不接下气。年轻妈妈急切地说:“宝宝今年3岁了,从今天上午开始发烧,直到现在一直不退,有什么退烧药呢?”沈药师凑上前去,仔细观察宝宝,并为宝宝测量体温,测得腋下温度为 38.8℃。于是沈药师推荐了对乙酰氨基酚口服混悬液,该药对小儿普通感冒或流行性感冒引起的发热效果较好。他将药交给年轻的妈妈,交代了用法用量和注意事项。为了让这位妈妈放心,他还把发热的病因和退热的相关知识从头到尾讲了一遍,这位妈妈背着孩子放心地离开了。看着她们离开的背影,沈药师还是不放心,他又快步赶上那位年轻妈妈,又将药品的用法、用量、禁忌、注意事项等再次强调了一遍,还在药盒上做了重点标记。能帮助顾客解决病痛,是一个药店人最大的成就,也正是这份成就感,一直激励着沈药师坚定不移地走在守护患者健康的道路上。

职业能力 5-1-1 分辨发热的临床表现

一、基本知识

(一)概念

正常人的体温在 37℃ 左右,但各个部位的温度不尽相同,其中以内脏温度最高,头部次之,而在皮肤和四肢末端的温度最低。如直肠温度平均值为 37.5℃,口腔温度比直肠低 0.3~0.5℃,而腋窝下的温度又比口腔低 0.3~0.5℃。正常体温在一天内也会发生一定幅度的波动,如一般在清晨 2~6 时体温最低,7~9 时逐渐上升,下午 4~7 时最高,继而下降,昼夜温差不会超过 1℃。体温在性别、年龄方面也略有不同,如女性略高于男性、新生儿略高于儿童、青年人略高于老年人;而老年人由于代谢率低,而且皮下脂肪薄,保温性能差,体温相对较低。此外,体温也受到肌肉活动、精神紧张、进食等因素的影响。体温受人体体温调节中枢的调控。人体在日常活动中不断地进行氧化代谢,并不断地产热;同时体热也通过散热途径(皮肤、血管、汗腺)散发到外界环境中。人体的产热和散热平衡使体温在一天内保持相对恒定。

发热(俗称发烧)是指人体的体温高出正常值范围,当直肠温度超过 37.6℃、口腔温度超过 37.3℃、腋下温度超过 37.0℃,昼夜间波动超过 1℃ 时即为发热。

以腋窝的温度为标准,发热分为:低热 37.4~38.0℃;中等度热 38.1~39.0℃;高热 39.1~41.0℃;超高热 41.0℃ 以上。

(二)病因

发热本身不是疾病,而是一种症状。它是人体对致病因子的一种全身性防御反应。引起发热的原因很多,大致分为感染性和非感染性两大类,以感染性最常见。

1. 感染性因素 如细菌、结核分枝杆菌、病毒和寄生虫感染或感冒、肺炎、伤寒、麻疹、蜂窝织炎等疾病所伴发症状。

2. 非感染性因素 如组织损伤、炎症、过敏、血液病、结缔组织病、肿瘤、器官移植排斥反应以及其他疾病的继发后果。

发热时人体的免疫功能明显增强,有利于清除病原体和促进疾病的痊愈。而且发热也是疾病的一个标志,因此,体温不太高时不必用退热药。但体温超过 38.5℃ 时,建议及时使用退热药,如果体温超过 40.0℃(小儿超过 39.0℃)则可能引起惊厥、昏迷,甚至严重后遗症。

（三）临床表现

发热的主要表现是体温升高、脉搏加快，常伴有疼痛感。热程在 2 周以内的发热称为急性发热，多伴有明显的症状，病因诊断一般不困难。发热持续 3 周以上，体温多次超过38.3℃，经过至少 1 周深入细致的检查仍不能确诊的一组疾病称为不明原因发热。体温（口腔温度）在 37.5～38.4℃并持续 4 周以上称为长期低热，临床上也具有其特殊性。

知识链接

发热常见于以下几种情况：

1. 伴有头痛、关节痛、咽喉痛、畏寒、乏力、鼻塞或咳嗽，可能伴有感冒。

2. 血常规检查白细胞计数高于正常值，可能有细菌感染；白细胞计数低于正常值，可能有病毒感染。

3. 儿童伴有咳嗽、流涕、眼结膜充血、麻疹黏膜斑及全身斑丘疹，可能是麻疹。儿童或青少年伴有耳垂为中心的腮腺肿大，多为流行性腮腺炎。

4. 发热可有间歇期，表现有间歇发作的寒战、高热，继之大汗，可能是化脓性感染或疟疾。

5. 持续高热，如 24 小时内持续在 39～40℃，居高不下，伴随寒战、胸痛、咳嗽、吐铁锈色痰，可能为肺炎。

6. 起病缓慢，持续发热，无寒战、脉缓、玫瑰疹、肝脾肿大，可能为伤寒。

7. 如果是长期找不出原因的低热，一般为功能性发热，应认真治疗。

二、赛前演练

（一）演练任务

李先生，男，25 岁，因昨日降温着凉，今日出现浑身发烫、头痛的症状，测量腋窝体温为38.9℃，遂到药店购药。

任务：请根据患者的临床表现分辨病症。

（二）发热症状分辨适用表

发热症状分辨如表 5-1-1 所示。

表 5-1-1　发热症状分辨适用表

症状	判断标准	判断结果
体温升高、脉搏加快，常伴有疼痛感	（1）腋窝温度≥37.3℃ （2）脉搏加快 （3）伴随疼痛感	发热

（三）学习结果评价

学习结果评价如表 5-1-2 所示。

表 5-1-2　学习结果评价表

序号	评价内容	配分	评分标准	自评	互评	考评	均分
1	接待顾客	10	(1) 仪容仪表 5 分 (2) 积极主动接待顾客,热情招呼 5 分				
2	听主诉	10	(1) 耐心、认真聆听 10 分 (2) 打断主诉或未听完整扣 5 分				
3	询问症状	40	(1) 询问顾客的具体症状 20 分 (2) 询问疾病史、用药史、过敏史、就诊史 10 分 (3) 询问顾客是否测量体温 10 分				
4	结论	40	能够准确判断案例中患者的症状 40 分				
合计							

职业能力 5-1-2　准确开展发热的用药指导和健康教育

一、常用治疗发热的药物

发热基本上为对症治疗,可服用解热药物将体温降至正常。常用于解热的药物有对乙酰氨基酚和布洛芬,原则上单药治疗,如果一种药物不起效则换用另外一种,不建议合用或交替使用。如果一种药物服用后最小时间间隔还没到患者又发热,可以用另外一种药物。阿司匹林避免用于儿童退热,可能会引起瑞夷综合征。

(一)化学药

1. 对乙酰氨基酚(扑热息痛)　解热作用强,镇痛作用较弱,但作用缓和而持久,对胃肠道刺激小,正常剂量下对肝脏无损害(但要注意超剂量使用可造成肝脏不可逆性损伤),较为安全有效,可作为退热药的首选,尤其适宜老年人和儿童服用。对于抗拒口服药或口服药易引发呕吐的婴幼儿也可选用对乙酰氨基酚栓剂。

2. 布洛芬　具有解热镇痛抗炎作用,其镇痛作用较强,比阿司匹林强 16~32 倍;抗炎作用较弱,退热作用与阿司匹林相似但较持久。其胃肠道不良反应较轻,易于耐受,为此类药物中胃肠刺激性最低。对于儿童,通常推荐体温>38.5℃开始使用退热药。但是,对有高热性惊厥病史的儿童,一旦出现发热,应规律使用退热药,避免诱发惊厥。

(二)医用退热贴

用于发热患者的局部降温,具有借助水分、乙醇蒸发散热,使发热患者得以物理降温的作用。适用于发热的辅助治疗及应急的物理降温。一般情况下如果患者的体温不高,不超过 38.5℃,可以采取医用退热贴进行物理降温。

(三)中成药

1. 风寒感冒引起的发热　可选用风寒感冒颗粒:解表发汗,疏风散寒;感冒清热颗粒:疏风散寒,解表清热。

2. 风热感冒引起的发热　可选用小柴胡颗粒:解表散热,疏肝和胃;风热感冒颗粒:疏风清热,利咽解毒。

3. 表里同病感冒引起的发热　可选用防风通圣丸:解表通里,清热解毒。

4. 体虚感冒引起的发热　可选用参苏丸:益气解表,疏风散寒。

5. 热邪内陷心包引起的高热　可选用安宫牛黄丸:清热解毒,镇惊开窍。

二、常用治疗发热药物的用药指导

（一）合理选择药物

常用解热药因生产厂家、剂型及药品活性成分含量不同,使用时用药方法和剂量需严格按照药品说明书使用。目前,世界卫生组织(WHO)推荐的两种较为安全的解热药是对乙酰氨基酚和布洛芬。对乙酰氨基酚可作为退热首选药。布洛芬适用于婴幼儿,针对儿童高热(超过 39℃)强效退热。

（二）用药注意事项

（1）解热镇痛药用于退热一般不宜超过 3 日,如果发热持续 3 日不退,或伴有寒战、胸痛、咳嗽;儿童发热在 39℃以上,并且神志不清;伴有严重疼痛、频繁呕吐;长期反复发热或有不明原因的发热时,应去医院就诊。

（2）不宜同时应用两种以上的解热镇痛药,以免引起肝、肾、胃肠道的损伤。

（3）解热镇痛药用于退热只是对症治疗,并不能解除病因。

（4）为避免药物对胃肠道的刺激,布洛芬等非选择性非甾体抗炎药宜在餐后服药(肠溶制剂则宜空腹或餐后 2 小时服用)。

（5）世界卫生组织建议 2 个月以内的婴幼儿禁用任何退烧药,儿童体温达到 38.5℃、经物理降温无效时,可适当选用布洛芬混悬液或含对乙酰氨基酚的滴剂。

（6）儿童、老年人或体弱者在高热骤然降下时,有可能引起虚脱。故在应用解热镇痛药时,应严格掌握用量,老年人、低体重和肝、肾功能不全的患者应适当减少剂量,并注意给药时间间隔(至少为 4～6 小时)。

（7）妊娠妇女,可在正常剂量范围内短期使用对乙酰氨基酚,但不推荐长期大剂量使用,因该药长期使用的安全性证据还不充分。对乙酰氨基酚进入乳汁的浓度相对较低,目前认为可用于哺乳期发热和镇痛。

（8）布洛芬等非甾体抗炎药可使胎儿动脉导管早闭,又因可抑制前列腺素合成导致难产或产程延长,所以在妊娠早期和晚期禁用布洛芬。布洛芬进入乳汁的浓度很低,目前认为可用于哺乳期妇女的发热和镇痛。

（9）患者对解热药或其中成分之一有过敏史时,不宜再使用其他同类解热镇痛药,因为此类药物中大多数彼此之间有交叉过敏反应。对乙酰氨基酚虽对阿司匹林过敏者一般不发生过敏反应,但少数人改服对乙酰氨基酚后可发生轻度支气管痉挛反应。

三、健康教育

1. 生活指导　宜注意控制饮食,建议进食营养丰富易消化的清淡食物,少量多餐;多喝水、果汁,补充高热消耗的大量水分,有利于毒素和代谢产物的排出;发热期间注意多休息,保证充足的睡眠,夏季注意调节室温;因乙醇也会加重胃肠道黏膜损害,故使用解热镇痛药

药店零售与服务技术

时,不宜饮酒或饮用含有酒精的饮料。

2. 物理降温　经常保持皮肤的清洁,用温热水擦浴,以避免汗腺堵塞,并及时更换衣被,保持干燥;对高热者可用冰袋和凉毛巾冷敷,或用50%的乙醇擦拭四肢、胸背、头颈部以帮助退热。

四、赛前演练

(一)演练任务

李先生,男,25岁,因昨日降温着凉,今日出现浑身发烫、头痛的症状,测量腋窝体温为38.9℃,遂到药店购药。

任务:能正确推荐药物并给予用药指导和健康教育。

(二)操作步骤

操作步骤如表5-1-3所示。

表5-1-3　操作步骤表

序号	操作步骤	操作标准	注意事项
1	正确推荐药物	(1)对乙酰氨基酚片,联合使用维生素C咀嚼片 (2)风寒感冒颗粒	对"症"用药:患者为伴有感冒的发热症状
2	用药指导	(1)对乙酰氨基酚片:一次1片(0.5g),若持续发热或疼痛,可间隔4～6小时重复用药1次,24小时内不得超过4次;密封保存;维生素C咀嚼片:一日3次,一次1片(0.1g),遮光,密封保存 (2)风寒感冒颗粒:一日3次,一次1袋(8g);密封,防潮	(1)对乙酰氨基酚片注意事项:本品为对症治疗药,用于退热,连续使用不得超过3天,症状未缓解请咨询医师或药师;维生素C咀嚼片注意事项:不宜长期过量服用本品,否则,突然停药有可能出现维生素C缺乏病症状 (2)风寒感冒颗粒注意事项:不宜在服药期间同时服用滋补性中成药;风热感冒者不适用;服药3天后症状无改善,或出现发热加重,并有其他严重症状如胸闷、心悸等时应去医院就诊
3	对患者进行健康教育	(1)生活指导:清淡食物,多喝水,多休息。服药期间不得饮酒或含有酒精的饮料 (2)物理降温:可用温热水擦浴;冰袋和凉毛巾冷敷,或用50%的乙醇擦拭	忌食辛辣刺激性、油腻、生冷食物,不宜饮酒;忌剧烈运动,应多休息

(三)学习结果评价

学习结果评价如表5-1-4所示。

表 5-1-4　学习结果评价表

序号	评价内容	配分	评分标准	自评	互评	考评	均分
1	是否对"症"用药	50	(1) 考虑因素:性别、年龄、家族史、疾病史、用药史、生活方式等 10 分 (2) 根据症状表现推荐正确的药品 20 分 (3) 联合用药 20 分				
2	是否正确指导用药	30	(1) 服用方法 5 分 (2) 服用剂量 5 分 (3) 药物不良反应 5 分 (4) 药物禁忌 5 分 (5) 药品贮藏 5 分 (6) 特殊人群服药注意事项 5 分				
3	是否正确开展健康教育	20	(1) 生活指导 10 分 (2) 物理降温指导 10 分				
合计							

工作任务5-2 咳嗽的用药推荐

 岗位情境

　　唐女士,女,42岁,感冒引起咳嗽,咽痒,咳白色清痰,自述嗓子一痒就咳,一咳就持续很长时间,严重影响了工作和睡眠。于是患者来到药店购买止咳药。

　　思考:如果你是药店店员,应推荐什么药给她呢? 你应该如何做好用药指导及健康教育工作呢?

学习目标

知识目标
- 掌握治疗咳嗽的药品推荐、用药指导及健康教育。
- 熟悉咳嗽的临床表现。
- 了解导致咳嗽的病因。

能力目标
- 能分辨咳嗽的临床表现。
- 能准确开展镇咳药的用药指导和健康教育。

素质目标
- 具备应用专业知识守护患者用药安全的职业素养。

药德榜样

　　为了传播用药知识,守护患者用药安全,某药店的白药师经常走进社区,免费为居民鉴别家里贮藏的中药。中药贮藏不当会出现生虫、发霉、变色、走油、风化潮解等情况,中药色变、味变、形状改变就意味着内在质量的变化,严重变性时服用还有副作用。每当居民把家里贮藏的中药拿给他看时,他都会仔细帮他们辨别,并指导用药。

　　曾经有一位居民拿着一些中药让白药师帮忙辨别是否为川贝母,想要服用以治疗咳嗽。白药师仔细鉴别,发现这些中药是禾本科植物薏苡的干燥种仁——薏苡仁,具有健脾止泻的作用,并不能治疗咳嗽。顾客得知后去药店购买了正品川贝母。

　　白药师表示:"带着专业知识,走到群众身边,为他们的健康保驾护航,我认为这是非常有意义、有价值的事情。"

职业能力 5-2-1　分辨咳嗽的临床表现

一、基本知识

（一）概念

咳嗽在春、冬季多见，是人体的一种保护性反射动作，是呼吸系统疾病（如感冒、流感、肺炎、肺结核、支气管炎、哮喘、鼻窦炎等）的主要症状。咳嗽时呼吸道内的异物或痰中的微生物，都会随咳嗽排出，有利于保持呼吸道清洁和通畅。轻度咳嗽有利于痰液或异物排出，一般不必应用镇咳药；剧烈频繁的刺激性干咳可影响工作、休息，甚至使病情加重或引起其他并发症，对治疗不利，此时应适当应用镇咳药，以缓解咳嗽。

（二）分类及病因

咳嗽通常按病程时间分为三类：急性咳嗽、亚急性咳嗽和慢性咳嗽。

1. 急性咳嗽　病程时间<3 周，普通感冒是急性咳嗽最常见的病因，其他病因包括急性支气管炎、急性鼻窦炎、过敏性鼻炎、慢性支气管炎急性发作、支气管哮喘等。

2. 亚急性咳嗽　病程 3～8 周，最常见原因是感冒后咳嗽（又称感染后咳嗽）、细菌性鼻窦炎、咳嗽变异型哮喘等。

3. 慢性咳嗽　病程时间≥8 周，原因较多，通常可分为两大类：一类为初查 X 线胸片有明确病变者，如肺炎、肺结核、肺癌等；另一类为 X 线胸片无明显异常，以咳嗽为主或唯一症状者，即所说的不明原因慢性咳嗽，这类慢性咳嗽的常见原因为咳嗽变异型哮喘、鼻后滴漏综合征、嗜酸性粒细胞性支气管炎和胃食管反流病，这些原因占呼吸内科门诊慢性咳嗽比例的 70%～95%。其他病因较少见，如慢性支气管炎、支气管扩张症、支气管内膜结核、变应性咳嗽、心理性咳嗽等。

（三）临床表现

咳嗽分为干咳和湿咳。咳嗽无痰或痰量甚少，称为干性咳嗽，简称干咳，常见于急性咽喉炎、急性支气管炎的初期、胸膜炎、轻症肺结核等；咳嗽痰多，称为湿性咳嗽，简称湿咳，常见于慢性支气管炎、支气管扩张、肺炎等。

> **知识链接**
>
> **不同疾病引起咳嗽的特点**
>
> 1. 感冒：多为轻咳或干咳，有时可见少量的稀薄白痰；流感后咳嗽多为干咳或有少量的稀薄白痰，可伴有胸痛、高热、头痛、咽喉痛。
>
> 2. 百日咳：多发生于儿童，为阵发性剧烈痉挛性咳嗽，当痉挛性咳嗽终止时伴有鸡鸣样吸气回声，病程长达 2～3 个月。
>
> 3. 支气管病变：支气管哮喘发作前常有鼻塞、流涕、打喷嚏、咳嗽、胸闷等先兆，继之反复性喘息、呼吸困难、胸闷、连续性咳嗽、呼气性困难、哮喘并有哮鸣音，继而咳痰，痰液多为白色、黄色或淡黄色；支气管扩张症常有慢性咳嗽，伴大量脓

痰及反复咳血。

4. 肺结核：可出现低热或高热、消瘦、轻咳、胸痛、盗汗、心率加快、食欲减退等症状，少数病例可有呼吸音减弱，偶可闻及干性或湿性啰音，有黄绿色痰液。

5. 肺炎：起病突然，伴随有高热、寒战、胸痛、咳铁锈色痰。

6. 药物不良反应：约 20% 的咳嗽是由药物引起（如血管紧张素转换酶抑制剂、胺碘酮、肝素、华法林、氢氯噻嗪、呋喃妥因、对氨基水杨酸钠以及部分抗肿瘤药），此时应用镇咳药无效，宜及时停药或换药。

二、赛前演练

（一）演练任务

唐女士，女，42 岁，感冒引起咳嗽，咽痒，咳白色清痰，自述嗓子一痒就咳，一咳就持续很长时间，严重影响了工作和睡眠，于是患者来到药店购买止咳药。

任务：请准确分辨患者所患咳嗽的类型。

（二）咳嗽类型分辨适用表

咳嗽类型分辨如表 5-2-1 所示。

表 5-2-1　咳嗽类型分辨适用表

序号	症状	判断标准	判断结果
1	咳嗽无痰或痰量甚少	（1）咳嗽 （2）无痰或痰量甚少	干咳
2	咳嗽痰多	（1）咳嗽 （2）痰多	湿咳

（三）学习结果评价

学习结果评价如表 5-2-2 所示。

表 5-2-2　学习结果评价表

序号	评价内容	配分	评分标准	自评	互评	考评	均分
1	接待顾客	10	（1）仪容仪表 5 分 （2）积极主动接待顾客，热情招呼 5 分				
2	听主诉	10	（1）耐心、认真聆听 10 分 （2）打断主诉或未听完整扣 5 分				
3	询问症状	40	（1）询问顾客的具体症状 20 分 （2）询问疾病史、用药史、过敏史、就诊史 20 分				
4	结论	40	能够准确判断案例中患者的症状 40 分				
合计							

职业能力 5-2-2　准确开展咳嗽的用药指导和健康教育

一、常用治疗咳嗽的药物

由于咳嗽的病因、时间、性质、并发症或表现不尽相同。应根据症状和咳嗽类型指导用药。常用的外周性镇咳药有苯丙哌林,中枢性镇咳药有右美沙芬、喷托维林,中成药有强力枇杷露、苏黄止咳胶囊、咽炎片等。

（一）化学药

1. 非处方药

（1）苯丙哌林:非麻醉性强效镇咳药,起效迅速,镇咳效力为可待因的 2～4 倍。可抑制外周传入神经,亦可部分抑制咳嗽中枢,适用于刺激性干咳或剧烈阵咳。

（2）右美沙芬:目前临床上使用最广的镇咳药,属于非依赖性中枢镇咳药,镇咳作用与可待因相似,但无镇痛作用,治疗剂量对呼吸中枢无抑制作用,亦无成瘾性。对感冒所伴随的咳嗽,有多种右美沙芬复方制剂可选用,如氨酚伪麻美芬片Ⅱ/氨麻苯美片、美扑伪麻片、酚麻美敏片、双酚伪麻、美息伪麻、伪麻美沙芬等制剂,应避免合并用药。

（3）喷托维林:属于非依赖性中枢镇咳药,镇咳作用强度为可待因的 1/3,咳嗽较弱者宜选用,同时可使痉挛的支气管平滑肌松弛,降低气道阻力。青光眼及心功能不全者慎用。

（4）祛痰药:对痰量多的咳嗽宜同服祛痰药,以降低痰液黏稠度,使痰液易于咳出。如氨溴索、溴己新、乙酰半胱氨酸、愈创木酚甘油醚等。

2. 处方药

（1）可待因:能直接抑制延髓的咳嗽中枢,镇咳作用强大而迅速,同时具有镇痛和镇静作用,尤其适用于伴有胸痛的干咳患者。由于其抑制支气管腺体的分泌而使痰液黏稠不易咳出,故不宜用于痰多且黏稠的患者。12 岁以下儿童禁用。

（2）祛痰药:对呼吸道有大量痰液并阻塞呼吸道,引起气急、窒息者,可及时应用司坦类黏液调节剂,如羧甲司坦等,以降低痰液黏度,使痰液易于排出。

（3）合并症用药:应用镇咳药的同时,宜注意控制感染,对合并气管炎、支气管炎、肺炎和支气管哮喘者,凭医师处方或遵医嘱服用抗菌药物(抗生素、磺胺药、氟喹诺酮类),消除炎症;或采取对抗过敏原(抗组胺药、肾上腺皮质激素)的治疗措施,才能使镇咳药起到良好的效果。

（二）中成药

（1）强力枇杷露:养阴敛肺,止咳祛痰。主要用于支气管炎咳嗽。

（2）苏黄止咳胶囊:疏风宣肺,止咳利咽。主要用于风邪犯肺,肺气失宣所致的咳嗽,咽痒,痒时咳嗽,或呛咳阵作,气急,遇冷空气、异味等因素突发或加重,或夜卧晨起咳剧,多呈反复性发作,干咳无痰或少痰,舌苔薄白;感冒后咳嗽及咳嗽变异型哮喘见上述证候者。

（3）咽炎片:养阴润肺,清热解毒,清利咽喉,镇咳止痒。用于慢性咽炎引起咽干,咽痒,刺激性咳嗽等症。

（4）杏苏止咳糖浆:宣肺散寒,止咳祛痰。用于风寒感冒咳嗽,气逆。

（5）急支糖浆：清热化痰，宣肺止咳。用于外感风热所致的咳嗽，症见发热、恶寒、胸膈满闷、咳嗽咽痛。

（6）蜜炼川贝枇杷膏：润肺化痰，止咳平喘，护喉利咽，生津补气、调心降火。主要用于伤风咳嗽，痰稠，痰多气喘、咽喉干痒及声音沙哑。

二、常用治疗咳嗽药物的用药指导

（一）合理选择药物

干咳可单用镇咳药，对痰液较多的咳嗽应以祛痰为主，与祛痰药合用；对支气管哮喘时的咳嗽，因支气管阻塞而使排痰更加困难，此时宜适当合用平喘药，缓解支气管痉挛，并辅助镇咳和祛痰药；药物不良反应引起的干咳，使用镇咳药镇咳效果不明显，宜及时停用药物或更换药物。

（二）用药注意事项

（1）对痰液特别多的湿性咳嗽，应慎重给予镇咳药，以免痰液排出受阻而滞留于呼吸道内或加重感染。

（2）对持续1周以上的咳嗽，并伴有发热、皮疹、哮喘及肺气肿症状的持续性咳嗽，应及时去医院就诊。镇咳药连续口服1周，症状未缓解或消失应向医师咨询。

（3）感冒后咳嗽多具自限性，通常能自行缓解，抗菌药物治疗无效。过敏性鼻炎或鼻窦炎引起的鼻后滴漏综合征所致咳嗽，应用缩血管剂或皮质激素滴鼻往往有效。有长期吸烟史的老年人无明显诱因出现刺激性干咳，要特别警惕，排除肺癌。

（4）对于服用血管紧张素转换酶抑制剂（ACEI）诱发的咳嗽，停药后1~4周咳嗽症状消失或明显减轻。

（5）可待因是国家管制的麻醉药品，反复使用可引起药物依赖性，应按规定控制使用。对该药过敏者、痰多者、婴幼儿禁用；分娩期妇女用药可能引起新生儿呼吸抑制，并且可能由于个体可待因代谢水平的差异导致胎儿发生严重不良反应；药物可自乳汁排出，使婴儿具有潜在的严重不良反应，故哺乳期妇女慎用，如需使用应给予最低有效剂量，并告知如出现极度困倦或婴儿嗜睡、烦躁、易激惹表现时，需及时停药并就医。

（6）注意药物不良反应。如右美沙芬可引起嗜睡，驾车、高空作业或操作机器者宜慎用。苯丙哌林对口腔黏膜有麻醉作用，产生麻木感觉，服药时需整片吞服，不可嚼碎。青光眼、心功能不全者慎用喷托维林；有报道喷托维林可造成儿童呼吸抑制，故5岁以下儿童不宜应用。

三、健康教育

1. 生活指导　咳嗽需查清病因，对因治疗。治疗期间还应注意休息、保暖，戒烟禁酒，忌食辛辣刺激性食物。

2. 早期鉴别诊断　对家族有哮喘及其他过敏性病史的患者，咳嗽应格外注意，宜及早就医诊治，明确诊断，积极治疗，阻止发展成哮喘病。顽固性咳嗽常常是早期哮喘的一种表现形式，可能发展为典型的支气管哮喘，故应及早诊断并进行治疗。

3. 特别提醒　小儿突然发生的剧烈咳嗽，伴呼吸困难，可能是呼吸道吸入了异物，需及时就医。

四、赛前演练

(一)演练任务

唐女士,女,42岁,感冒引起咳嗽,咽痒,咳白色清痰,自述嗓子一痒就咳,一咳就持续很长时间,严重影响了工作和睡眠,于是患者来到药店购买止咳药。

任务:能正确推荐药物并给予用药指导和健康教育。

(二)操作步骤

操作步骤如表5-2-3所示。

表5-2-3 操作步骤表

序号	操作步骤	操作标准	注意事项
1	正确推荐药物	(1) 复方氢溴酸右美沙芬糖浆,联合使用咽炎片 (2) 杏苏止咳糖浆	对"症"用药:患者为伴有咽痒、咳痰的咳嗽症状
2	用药指导	(1) 复方氢溴酸右美沙芬糖浆:一日3次,一次10 mL;遮光,密闭,置阴凉处(不超过20℃)保存;咽炎片:一日3次,一次5片;密封保存 (2) 杏苏止咳糖浆:一日3次,一次10 mL;密封,置阴凉处	(1) 复方氢溴酸右美沙芬糖浆注意事项:服药期间不得驾驶机、车、船、从事高空作业、机械作业及操作精密仪器;咽炎片注意事项:建议饭后服用,脾胃虚弱者慎用,当使用本品出现不良反应时,应停药并及时就医 (2) 杏苏止咳糖浆注意事项:服用1周病症无改善,应停止服用,去医院就诊
3	对患者进行健康教育	(1) 生活指导:咳嗽需查清病因,对因治疗;注意休息、保暖,戒烟禁酒,忌食辛辣刺激性食物 (2) 早期鉴别诊断:如家族有哮喘及其他过敏性病史的患者,咳嗽应格外注意,宜及早就医诊治,明确诊断,积极治疗	禁忌辛辣、腥膻等刺激性食物,不宜饮酒,多休息

(三)学习结果评价

学习结果评价如表5-2-4所示。

表5-2-4 学习结果评价表

序号	评价内容	配分	评分标准	自评	互评	考评	均分
1	是否对"症"用药	50	(1) 考虑因素:性别、年龄、家族史、疾病史、用药史、生活方式等10分 (2) 根据症状表现推荐正确的药品20分 (3) 联合用药20分				

序号	评价内容	配分	评分标准	自评	互评	考评	均分
2	是否正确指导用药	30	(1) 服用方法 5 分 (2) 服用剂量 5 分 (3) 药物不良反应 5 分 (4) 药物禁忌 5 分 (5) 药品贮藏 5 分 (6) 特殊人群服药注意事项 5 分				
3	是否正确开展健康教育	20	(1) 生活指导 10 分 (2) 早期鉴别诊断 10 分				
	合计						

工作任务 5-3 疼痛的用药推荐

岗位情境

患者张某,男,37岁,是一名程序员,由于工作节奏紧张,每次刷牙都是草草了事。近来左下后牙因经常嵌塞食物而出现牙龈肿痛,且喝冷水有刺激痛,严重影响了工作和休息,遂到药店咨询用药。

思考:药店店员小李应推荐什么药给他呢?该如何做好用药指导及健康教育工作呢?

学习目标

知识目标

- 掌握治疗疼痛的药品推荐、用药指导及健康教育。
- 熟悉疼痛的临床表现。
- 了解导致疼痛的病因。

能力目标

- 能分辨疼痛的临床表现。
- 能准确开展疼痛的用药指导和健康教育。

素质目标

- 具有守护人民健康的使命感和大爱无疆的职业精神。

药德榜样

小夏是某药店的一名店员。2022年的某一天,小夏如往常一样去上班,在途中发现一名环卫工人因为头痛昏倒在路边,她立马拨打"120"急救电话,并陪同医护人员将环卫工人送去医院,到医院后,她只说了一句:"救人要紧,别等她家人来了,住院费我先帮她垫着。"正是因为小夏的热心、果敢,患者在最短的时间内得到了有效的救治。小夏看到患者得到有效救治后,又回到自己的药店工作岗位中去了。第二天,环卫工人的家属登门感谢小夏,并归还小夏垫付的治疗费用。小夏说:"这一件小事情不足挂齿,没必要登门致谢了。"

作为药店人,遇到紧急情况时,应将第一时间救人放在首位,肩负起守护人民群众健康的责任。

职业能力 5-3-1 分辨疼痛的临床表现

一、基本知识

(一)概念

疼痛是一种令人不快的感觉和情绪上的感受,伴有实质上的或潜在的组织损伤。它是一种复杂的生理-心理活动,是临床上最常见的症状之一。它是机体受到伤害性刺激后发出的一种保护性反应。人体对疼痛刺激的反应不仅表现为疼痛的感觉,而且常常引起失眠及其他生理功能的紊乱。世界卫生组织将疼痛确定为继血压、呼吸、脉搏、体温之后的"第五大生命体征"。按疼痛程度,疼痛可分为轻度疼痛、中度疼痛、重度疼痛。疼痛可发生在身体的各个部位,常见部位的疼痛包括:头痛、牙痛、腹痛、关节痛、颈肩痛、腰腿痛、神经痛等。

(二)常见疼痛的临床表现及病因

1. 头痛 头痛是生活中最常见的症状,同时也是很多疾病的前驱症状。头部疼痛形式多种多样,常见胀痛、闷痛、撕裂样痛、电击样痛、针刺样痛,部分伴有血管搏动感与头部紧箍感以及恶心、呕吐、头晕等症状。继发性头痛还可伴有其他系统性疾病相关症状或体征,如感染性疾病常伴有发热,脑血管病变常伴偏瘫、失语等神经功能缺损症状。

引起头痛的原因很多,如感染性发热、脑膜炎、鼻窦或副鼻窦炎、感冒;同时头痛亦是某些特殊情况的信号,如高血压、椎—基底动脉供血不足、动脉硬化、脑外伤、脑卒中;此外,近视、散光、远视、青光眼或其他原因引起的眼压升高也常会导致头痛。

根据头痛发生的病因,将头痛分为三大类:①原发性头痛:包括偏头痛、紧张性头痛、丛集性头痛等;②继发性头痛:包括头颈部外伤、颅颈部血管性疾病、颅内非血管性疾病、颅内感染、药物戒断、精神性因素等所致头痛;③脑神经痛、中枢性和原发性面痛以及其他颜面部结构病变所致头痛。

2. 牙痛 牙痛是口腔疾病中最常见、最主要的症状,临床表现为牙龈红肿、遇冷热刺激痛、面颊部肿胀等。牙痛大多由牙龈炎、牙周炎、龋齿或折裂牙而导致牙髓(牙神经)感染引起,多由于不注意口腔卫生,牙齿受到食物残渣、细菌等结成的牙垢和牙石的长期刺激,不正确的刷牙习惯、维生素缺乏等造成。

疼痛是其主要表现,通常为剧烈且难以忍受的疼痛。疼痛的性质有以下特点:自发性疼痛,阵发性加剧,呈间歇性发作,在无外界任何刺激的情况下,患牙发生剧烈疼痛;早期疼痛发作时间短,缓解时间较长,随着病情发展,晚期则疼痛发作时间长,缓解时间较短,甚至最后无缓解期;夜间疼痛比白天重,特别是平卧时更显著;早期冷、热刺激均可引起疼痛加重,晚期冷刺激不但不激发疼痛,反而可使疼痛暂时缓解。

3. 腹痛 腹痛是日常生活中常见的症状,是指由于各种原因引起的腹腔内、外脏器病变而表现为腹部疼痛。病因极为复杂,包括炎症、肿瘤、出血、梗阻、穿孔、创伤及功能障碍等。

此外,腹痛又是一种主观感觉,腹痛的性质和强度不仅受病变情况和刺激程度影响,而且受神经和心理等因素的影响,即患者对疼痛刺激的敏感性存在差异,相同病变的刺激在不同患者或同一患者的不同时期所引发腹痛在性质、强度及持续时间上有所不同。因此,只有从疾病的病理生理、神经生理、心理学和临床等多方面进行剖析,才可能对腹痛有正确的评估与诊断。

腹痛在临床上常分为急性与慢性两类。急性腹痛是常见的临床症状之一,其病因复杂多样,但其共同特点是发病急、变化快和病情重,需迅速、准确地做出诊断和鉴别诊断。慢性腹痛起病缓慢,病程长,疼痛多为间歇性或为急性起病后腹痛迁延不愈,疼痛性质以钝痛或隐痛居多,也有烧灼痛或绞痛发作。慢性腹痛的病因较复杂,常与急性腹痛的病因相互交叉,造成诊断及鉴别诊断的困难。

4. 关节痛　关节痛主要是由骨性关节炎、类风湿关节炎、化脓性关节炎、结核性关节炎、关节外伤以及发热性疾病等所致的关节疼痛、红肿、炎症和活动受阻、功能受限,轻者影响活动与睡眠,重者影响生活自理。关节痛多累及膝、髋、肩、肘、腕、踝关节,也有影响到指、趾关节的情况,无论哪个关节受累,均给患者带来疼痛之苦。

骨性关节炎是一种最常见的关节疾病,是以关节软骨变性、破坏及骨质增生为特征的慢性关节疾病。本病的发生与衰老、肥胖、炎症、创伤、关节过度使用、代谢障碍及遗传等因素相关。好发于膝、髋、手、足、脊柱(颈椎及腰椎)等负重或活动较多的关节。其主要症状为关节疼痛及压痛、关节肿大、晨僵、关节摩擦音、关节活动受限等。

其他常见的关节痛,风湿性者多呈游走性,有的呈轻度红肿;如果治疗不及时,常侵犯心脏,后期发展为风湿性心脏病。类风湿者以指、腕、踝、趾关节受累最多,发病关节处红、肿、热、痛明显,发展到晚期则造成关节变形、僵直至活动严重障碍。因外伤(扭、挫、跌、打、碰等)撞击于关节者,轻者皮肤红肿,重者可致韧带撕裂、关节脱位甚至骨折,这些损伤均可造成伤者严重的关节痛。全身性发热、感染或结缔组织性疾病,都可累及关节,常致关节与肌肉疼痛。

5. 颈肩痛　颈肩痛是很多患者都会出现的临床症状,特别是工作生活快节奏的今天,很多人都需要长时间面对电脑、伏案看书、坐办公室持续低头工作、开车等。故颈椎病成为临床最常见的疾病之一。

颈肩痛是由颈椎骨、关节、韧带、肌肉、筋膜及肩关节软组织病变或内脏疾病引起的综合征,又称颈臂痛,表现为局部疼痛。由于颈肩部解剖结构复杂,神经与血管间关系密切,故引起颈肩痛的因素很多。颈部疾患中以退行性病变引起者为多见,其次为急性颈部软组织损伤、慢性软组织劳损、颈椎本身病变。肩部疾病引起的疼痛包括肩周炎、肩袖撕裂等。

颈肩痛主要症状为颈肩部持续疼痛,患侧上肢抬高、旋转、前后摆动受限,遇风、遇冷感觉有沉重隐痛。疼痛特点是胳膊一动就痛,不动不痛或仅稍痛,梳头、穿衣、提物、举高都有困难。发作严重时甚至疼痛难忍,彻夜不眠。

疼痛部位:颈椎及软组织病变导致的颈肩部疼痛多位于颈部病变部位,而肩周炎等疾病引起的颈肩部疼痛多位于肩关节周围;内脏疾病引发的颈肩部疼痛多有其特点,心脏疾病引发的颈肩部疼痛多位于左侧,消化道疾病引发者则多位于右侧。颈肩痛症状并不会影响患者的寿命,但会导致患者颈部疼痛不适、肌肉僵硬,增加医疗花费,甚至会使患者丧失工作能力,严重影响生活质量,应予以重视。

6. 腰腿痛　腰腿痛不是一种病,而是一组症候群,可由多种原因引起。腰痛为多发病并常伴有腿痛,在老年人、体力劳动者中发生率较高。值得注意的是,从事长期伏案工作的人员中,腰腿痛也是常见病。

产生腰腿痛的原因很多,除极少数患者是由急性外伤引起外,大多因慢性劳损、退行性变、增生、椎间盘突出所致。另外,骨质疏松、脊髓肿瘤等疾病也能引起腰腿痛。其病变部位常以软组织为多,骨关节病变次之,血管性病变则少见。

临床上,由不同病因诱发的腰腿痛,其症状特点也不尽相同。腰椎骨质增生者疼痛症状特点:劳累后、休息后或在早晨起床时腰腿疼痛严重,适当的活动可缓解症状;腰椎管狭窄患者疼痛多表现为患者出现间歇性跛行;腰椎间盘突出症患者疼痛多为放射性,常在咳嗽或排便时明显加剧,疼痛常伴有下肢麻木感。

7. 神经痛 神经痛是常见的神经系统症状之一,其由周围神经病变引起并放射至该神经支配范围内的疼痛、病变部位可在神经根、神经丛或神经干。有的神经痛可随咳嗽、打喷嚏和用力时激发而加重,甚至可因持续某姿势或体位而加重。常见的神经痛为三叉神经痛、坐骨神经痛、肋间神经痛。

(1)三叉神经痛:年龄以 40～50 岁为常见,女性多于男性。表现为一侧面部的发作性剧烈刺痛、撕裂样或烧灼样痛。发作初期为电击样感觉,在 20 秒内即扩布到其他区域,持续时间多以秒计,每次发作很少超过 2 分钟。常因进食、说话、刷牙、洗脸等动作而诱发。面部特定区域尤其敏感,如口唇或鼻翼附近、眉弓中点与眼眶上缘之间等处稍触即痛,称触发点或扳机点。发作次数从每天 1 次到数十次不等,甚至达每天上百次,发作间歇期正常。初次发作后可有数月到数年的缓解期,再发后更重,发作次数增加,更易于触发,也更难治疗。

(2)坐骨神经痛:是指沿坐骨神经的分布径路,从腰、臀部经大腿后面、小腿外侧至足部外侧的疼痛。最常见的病因是腰椎间盘突出症。坐骨神经被牵拉时疼痛加剧,因此患者的患侧下肢常呈屈曲状态,以减轻疼痛。

(3)肋间神经痛:可由肋骨骨折、胸椎转移性肿瘤、带状疱疹等引起。因带状疱疹引起者,可见到在疼痛区域内的皮肤损害,呈成堆出现的簇状皮疹,疹间皮肤正常,严重时可有渗出或红肿。

二、赛前演练

(一)演练任务

患者张某,男,37 岁,是一名程序员,由于工作节奏紧张,每次刷牙都是草草了事,近来左下后牙因经常嵌塞食物而出现牙龈肿痛,且喝冷水有刺激痛,严重影响了工作和休息,遂到药店咨询用药。

任务:请准确分辨患者所患疼痛的类型。

(二)疼痛类型分辨适用表

疼痛类型分辨如表 5-3-1 所示。

表 5-3-1 疼痛类型分辨适用表

序号	症状	判断标准	判断结果
1	胀痛、闷痛、撕裂样痛、电击样痛、针刺样痛,部分伴有血管搏动感与头部紧箍感以及恶心、呕吐、头晕等症状	(1)头部疼痛 (2)可伴随恶心、呕吐、头晕等症状	头痛

续 表

序号	症状	判断标准	判断结果
2	牙龈红肿、遇冷热刺激痛、面颊部肿胀等	(1) 牙龈红肿 (2) 遇冷热刺激痛 (3) 自发性疼痛	牙痛
3	急性腹痛发病急、变化快和病情重;慢性腹痛起病缓慢,病程长,疼痛多为间歇性或为急性起病后腹痛迁延不愈,疼痛性质以钝痛或隐痛居多,也有烧灼痛或绞痛发作	腹部疼痛	腹痛
4	关节疼痛、红肿、炎症和活动受阻、功能受限	(1) 关节疼痛、红肿 (2) 活动受阻、功能受限	关节痛
5	颈肩部持续疼痛,患侧上肢抬高、旋转、前后摆动受限,遇风、遇冷感觉有沉重隐痛。胳膊一动就痛,不动不痛或仅稍痛,梳头、穿衣、提物、举高都有困难。发作严重时甚至疼痛难忍,彻夜不眠	(1) 颈肩部持续疼痛 (2) 活动受限	颈肩痛
6	腰痛为多发病并常伴有腿痛	(1) 腰痛 (2) 腿痛	腰腿痛
7	(1) 三叉神经痛:一侧面部的发作性剧烈刺痛、撕裂样或烧灼样痛 (2) 坐骨神经痛:沿坐骨神经的分布径路,从腰、臀部经大腿后面、小腿外侧至足部外侧的疼痛 (3) 肋间神经痛:由肋骨骨折、胸椎转移性肿瘤、带状疱疹等引起,出现疼痛感	(1) 三叉神经痛:一侧面部发作、剧烈刺痛、撕裂样或烧灼样痛 (2) 坐骨神经痛:从腰、臀部经大腿后面、小腿外侧至足部外侧的疼痛 (3) 肋间神经痛:肋间疼痛	(1) 三叉神经痛 (2) 坐骨神经痛 (3) 肋间神经痛

(三)学习结果评价

学习结果评价如表5-3-2所示。

表5-3-2 学习结果评价表

序号	评价内容	配分	评分标准	自评	互评	考评	均分
1	接待顾客	10	(1) 仪容仪表5分 (2) 积极主动接待顾客,热情招呼5分				
2	听主诉	10	(1) 耐心、认真聆听10分 (2) 打断主诉或未听完整扣5分				
3	询问症状	40	(1) 询问顾客的具体症状20分 (2) 询问疾病史、用药史、过敏史、就诊史20分				
4	结论	40	能够准确判断案例中患者所属疼痛类型40分				
合计							

职业能力 5-3-2 准确开展疼痛的用药指导和健康教育

一、常用治疗疼痛的药物

药物治疗是疼痛治疗最基本、最常用的方法,疼痛主要是对症治疗。临床常用的化学类镇痛药物有对乙酰氨基酚、布洛芬、双氯芬酸钠、塞来昔布等,中成药有齿痛消炎灵颗粒、人工牛黄甲硝唑胶囊、元胡止痛片等。

（一）化学药

1. 解热镇痛抗炎药 对乙酰氨基酚和布洛芬为最常使用的解热镇痛药。该类药物用于缓解各种软组织风湿性疼痛的急性发作期,如肩痛、腱鞘炎、滑囊炎、肌痛等,急性的轻至中度疼痛如手术后、创伤后、劳损后及运动后损伤性疼痛、牙痛、头痛等。

（1）双氯芬酸钠缓释片:可缓解类风湿关节炎、骨关节炎,脊柱关节病、风湿性关节炎等各种慢性关节炎的急性发作期或持续性的关节肿痛症状;各种软组织风湿性疼痛,如肩痛、腱鞘炎、滑囊炎、肌痛及运动后损伤性疼痛等;急性的轻、中度疼痛,如手术后（如牙科术后等）、创伤后、劳损后等的疼痛,原发性痛经等。

（2）塞来昔布胶囊:用于缓解骨关节炎、成人类风湿关节炎、成人急性疼痛、强直性脊柱炎的症状和体征。

（3）双氯芬酸钠二乙胺乳胶剂:用于缓解肌肉、软组织和关节的轻、中度疼痛。外用:按照痛处面积大小,使用本品适量,轻轻揉搓,使本品渗透皮肤。

严重疼痛患者在规律使用上述解热镇痛抗炎药的基础上,可短期按需服用氨酚羟考酮片。

2. 由于平滑肌痉挛引起的腹痛 可用氢溴酸山莨菪碱,可明显缓解胃肠绞痛、胆道痉挛。

3. 紧张性头痛 首先针对病因进行治疗,如纠正导致头颈部肌肉紧张性收缩的异常姿势,伴随情绪障碍者可适当给予抗抑郁药;长期精神较紧张者,推荐应用地西泮（安定）片;对发作性紧张性头痛,可选阿司匹林、对乙酰氨基酚、罗通定、双氯芬酸、麦角胺咖啡因及 5-羟色胺受体 1B/1D 激动剂如佐米曲普坦;慢性紧张性头痛并有较长头痛病史者,常是心理疾病如抑郁、焦虑的表现之一,可适当选用抗抑郁药;伴有反复性偏头痛推荐应用抗偏头痛药,如麦角胺咖啡因、罗通定、苯噻啶;三叉神经痛首选卡马西平、加巴喷丁,如无效可继服苯妥英钠、巴氯芬、阿米替林等药物。

4. 氨基葡萄糖 关节软骨中的氨基单糖,是人体关节软骨基质中合成蛋白多糖的前体物质,它选择性地作用于骨性关节,阻断骨性关节炎的病理进展过程,可缓解关节疼痛、改善关节功能。

（二）中成药

1. 齿痛消炎灵颗粒 疏风清热,凉血止痛。用于脾胃积热,风热上攻所致的头痛身热、口干口臭、便秘燥结、牙龈肿痛;急性齿根尖周炎,智齿冠周炎,急性牙龈（周）炎见上述证候者。

2. 人工牛黄甲硝唑胶囊 主要用于急性智齿冠周炎、局部牙槽脓肿、牙髓炎、根尖周炎等。

3. 元胡止痛片　理气,活血,止痛。用于气滞血瘀所致的胃痛、胁痛、头痛及痛经。

4. 云南白药气雾剂　活血散瘀,消肿止痛。用于跌打损伤,瘀血肿痛,肌肉酸痛及风湿疼痛。

二、常用治疗疼痛药物的用药指导

(一)合理选择药物

疼痛主要是对症治疗,但无论何种疾病引起的疼痛,均须先找出病因,再进行相应治疗。为减轻疼痛所带来的不适,在不影响对病因治疗的同时,可选用解热镇痛抗炎药。

(二)用药注意事项

(1)解热镇痛抗炎药用于镇痛一般不超过 5 天,如症状未缓解,或伴有发热、嗜睡、复视、血压或眼压升高、手足冰凉、神志不清时应去医院诊治。

(2)药物治疗以外用、口服给药为主,尽量使用最低有效剂量,避免含有相同成分的多种镇痛药物同时服用(如对乙酰氨基酚和氨酚待因同时服用),可能导致药物过量。使用外用解热镇痛抗炎药时应注意按说明书规定剂量使用,避免长期大面积使用;禁用于破损皮肤或感染性创口。

(3)阿司匹林、布洛芬均具有中等程度的镇痛作用,对慢性钝痛如牙痛、头痛、神经痛、肌肉痛、关节痛等有较好的镇痛效果,而对创伤性剧痛和内脏平滑肌痉挛引起的绞痛几乎无效。但由于仅对疼痛的症状有缓解作用,不能解除疼痛的致病原因,故不宜长期服用。

(4)非甾体抗炎药有水钠潴留的作用,所以高血压、心功能不全的患者应慎用;肾功能明显障碍的患者使用本类药物有发生急性肾衰竭的报道,故肾功能不全者应慎用。

(5)对阿司匹林有严重过敏的患者应禁用布洛芬等非甾体抗炎药的各种制剂,包括外用制剂。可选择对乙酰氨基酚。

(6)服用含阿片类镇痛成分的药物(如氨酚待因、氨酚羟考酮)须加强患者教育,提醒可能出现的不良反应如便秘、头痛、眩晕;只有在规律服用一线镇痛药物不能很好地控制疼痛的基础上,按需短期服用。使用超过数周而不再需要治疗时应平稳递减剂量,以防止已产生身体依赖的患者出现戒断症状。

(7)应用山莨菪碱、颠茄片等解痉药后可引起口干、皮肤潮红、便秘等不良反应。用药24 小时后若症状未缓解,应立即就医。

(8)硫酸氨基葡萄糖胶囊宜在饭时或饭后服用,可减少胃肠道不适,特别是有胃溃疡的患者。

三、健康教育

1. 生活指导　多饮水,适当活动,多吃蔬菜和水果。服药期间,宜戒烟、忌酒,不饮用含咖啡因或酸性的饮料。

2. 心理调节　学会调节情绪,减轻心理压力。

四、赛前演练

(一)演练任务

患者张某,男,37 岁,是一名程序员,由于工作节奏紧张,每次刷牙都是草草了事。近来左下后牙因经常嵌塞食物而出现牙龈肿痛,且喝冷水有刺激痛,严重影响了工作和休息,遂到药店咨询用药。

任务:能正确推荐药物并给予用药指导和健康教育。

（二）操作步骤

操作步骤如表5-3-3所示。

表5-3-3 操作步骤表

序号	操作步骤	操作标准	注意事项
1	正确推荐药物	推荐布洛芬缓释胶囊,联合使用齿痛消炎灵颗粒	对"症"用药:患者为牙痛的疼痛症状
2	用药指导	(1)布洛芬缓释胶囊:一次1粒(0.3g),一日2次(早晚各一次);密封保存 (2)齿痛消炎灵颗粒:一日3次,一次1袋;密封保存	(1)布洛芬缓释胶囊注意事项:本品最好在餐中或餐后服用,必须整粒吞服,不得打开或溶解后服用 (2)齿痛消炎灵颗粒注意事项:不宜在服药期间同时服用滋补性中药;严格按用法用量服用,本品不宜长期服用,服药3天症状无缓解,应去医院就诊
3	对患者进行健康教育	(1)生活指导:多饮水,适当活动,多吃蔬菜和水果。服药期间,宜戒烟、忌酒,不饮用含咖啡因或酸性的饮料 (2)心理调节:学会调节情绪,减轻心理压力	服药期间忌食酒和辛辣之物

（三）学习结果评价

学习结果评价如表5-3-4所示。

表5-3-4 学习结果评价表

序号	评价内容	配分	评分标准	自评	互评	考评	均分
1	是否对"症"用药	50	(1)考虑因素:性别、年龄、家族史、疾病史、用药史、生活方式等10分 (2)根据症状表现推荐正确的药品20分 (3)联合用药20分				
2	是否正确指导用药	30	(1)服用方法5分 (2)服用剂量5分 (3)药物不良反应5分 (4)药物禁忌5分 (5)药品贮藏5分 (6)特殊人群服药注意事项5分				
3	是否正确开展健康教育	20	(1)生活指导10分 (2)心理调节10分				

工作任务 5-4　消化不良的用药推荐

 岗位情境

　　患者李某,男,33岁,软件工程师,因工作紧张,所以每天吃饭没有固定的时间,常常是刚吃完饭就立刻工作,时间一长就出现恶心、上腹胀、嗳气等消化不良的症状。

　　思考:药店店员小王应推荐什么药给他呢? 需对患者进行哪些用药指导和健康教育呢?

学习目标

知识目标
- 掌握治疗消化不良的药品推荐、用药指导及健康教育。
- 熟悉消化不良的临床表现。
- 了解导致消化不良病因。

能力目标
- 能分辨消化不良的临床表现。
- 能准确开展消化不良的用药指导和健康教育。

素质目标
- 具备爱岗敬业的职业精神和运用专业知识守护健康的职业素养。

药德榜样

　　一提起范药师,她的忠实顾客都会竖起大拇指。在他们心中,这个时常挂着笑脸的大姐,和他们宛如一家人。每当有顾客来买药,范药师都会先耐心询问他们的症状,认真分析病因,用自己扎实的知识储备和丰富的从业经验为他们挑选最合适的药品。

　　有一次,一名顾客大汗淋漓地走进药房,说自己肚子疼,要购买健胃消食片。范药师并没有直接把药拿给他,而是仔细询问他的症状,发现这名患者的腹痛不是因积食引起,而是夏伤暑湿所致的肠胃不适。范药师根据他的症状,为他挑选了藿香正气水。这样的场景在药房经常会上演,在范药师的心中,最有成就感的时刻就是为顾客们解燃眉之急。

职业能力 5-4-1 分辨消化不良的临床表现

一、基本知识

（一）概念

消化不良是一组表现在上腹的临床症候群，包括持续性或复发性上腹疼痛或不适（上腹饱胀、早饱、烧灼感，嗳气、食欲缺乏、恶心、呕吐等）。根据病因分为器质性消化不良和功能性消化不良。

消化不良很常见，我国普通人群中有消化不良症状者高达30%，老年人群最高发。消化不良中约2/3为功能性消化不良。

（二）病因

导致消化不良的原因很多，主要有以下几种。

（1）慢性持续性消化不良，主要由慢性胃炎、胃溃疡、十二指肠溃疡、慢性胆囊炎、慢性胰腺炎等引起。

（2）偶然的消化不良，可能与进食过饱、进食油腻食物、饮酒过量有关。

（3）服用药物影响食欲，如阿司匹林、红霉素等。

（4）精神因素也可能会影响消化功能。

（5）胃动力不足，如老年人由于年龄增大而胃肠动力降低，食物在胃内停留时间过长，胃内容物排空的速度缓慢，也会发生功能性消化不良。

（6）全身性疾病在胃肠方面的表现，如感染、月经期、儿童缺乏锌元素、发热、食物中毒及慢性肝炎等消化性疾病。

（三）临床表现

消化不良无特异性的临床表现。主要症状包括上腹痛、上腹灼热感、餐后饱胀和早饱感中的一种或多种，可同时存在上腹胀、嗳气、食欲不振、恶心、呕吐等。在病程中也可发生变化，起病多缓慢，病程常经年累月，呈持续性反复发作，不少患者有饮食、精神等诱发因素。

其中功能性消化不良根据症状可分为2种类型，包括上腹痛综合征和餐后不适综合征，见表5-4-1。功能性消化不良常可与胃食管反流病、肠易激综合征、便秘等功能性胃肠疾病重叠。大多数成年人胃镜检查都会有慢性胃炎，临床上慢性胃炎与消化不良是从不同角度描述了同一组临床症候群，二者有重叠。

表 5-4-1 功能性消化不良的分型及临床表现

类型	临床表现
上腹痛综合征	以与进餐相关的上腹疼痛、烧灼感（位于胸骨剑突下、脐水平以上，两侧锁骨中线之间区域的难受烧灼感）为主
餐后不适综合征	正常进食量餐后上腹饱胀、早饱感、嗳气、恶心等

二、赛前演练

（一）演练任务

患者李某,男,33 岁,软件工程师,因工作紧张,所以每天吃饭没有固定的时间,常常是刚吃完饭就立刻工作,时间一长就出现恶心、上腹胀、嗳气等消化不良的症状。

任务:请准确分辨患者所患消化不良的类型。

（二）消化不良类型分辨适用表

消化不良类型分辨如表 5-4-2 所示。

表 5-4-2　消化不良类型分辨适用表

序号	症状	判断标准	判断结果
1	与进餐相关的上腹疼痛、烧灼感	（1）进餐相关 （2）上腹疼痛、烧灼感	上腹痛综合征
2	正常进食量餐后上腹饱胀、早饱感、嗳气、恶心等	（1）正常进食后 （2）上腹饱胀、早饱、嗳气、恶心	餐后不适综合征

（三）学习结果评价

学习结果评价如表 5-4-3 所示。

表 5-4-3　学习结果评价表

序号	评价内容	配分	评分标准	自评	互评	考评	均分
1	接待顾客	10	（1）仪容仪表 5 分 （2）积极主动接待顾客,热情招呼 5 分				
2	听主诉	10	（1）耐心、认真聆听 10 分 （2）打断主诉或未听完整扣 5 分				
3	询问症状	40	（1）询问顾客的具体症状 20 分 （2）询问疾病史、用药史、过敏史、就诊史 10 分 （3）询问顾客进餐与餐后的症状 10 分				
4	结论	40	能够准确判断案例中患者的症状 40 分				
			合计				

职业能力 5-4-2　准确开展消化不良的用药指导和健康教育

一、常用治疗消化不良的药物

消化不良的治疗原则为对因治疗,根据病因个体化选药。《国家非处方药目录》收载的助消化药的活性成分和制剂有：干酵母（酵母片）、乳酶生、胰酶（或多酶片）、胃蛋白酶、复合消化酶胶囊、龙胆碳酸氢钠、地衣芽孢杆菌活菌胶囊、复合乳酸菌胶囊、口服双歧杆菌胶囊、双歧杆菌三联活菌胶囊；促胃肠动力药有多潘立酮。

（一）化学药

1. 增进食欲药　对食欲减退者可口服维生素 B_1、维生素 B_6、干酵母片。

2. 消化酶制剂　①胆汁分泌不足者：复方阿嗪米特肠溶片（含阿嗪米特、胰酶、纤维素酶、二甲硅油），餐后用药。②萎缩性胃炎或蛋白质进食过多者：可选用乳酶生或胃蛋白酶，餐前用药。③胰腺分泌功能不足或由于胃肠、肝胆疾病引起的消化酶不足者：可选用胰酶肠溶胶囊、胰酶片（进餐中服用）；多酶片（含淀粉酶、胃蛋白酶、胰酶）用于消化不良和增进食欲。

3. 促胃动力药　对餐后不适综合征可选用促胃动力药，因胃肠功能障碍或餐后伴有上腹痛、上腹胀、嗳气、恶心、呕吐者可选用多潘立酮、莫沙必利或伊托必利，饭前服用。

4. 消胀气药　二甲硅油制剂。

5. 抑酸药　抑制胃酸分泌效应可持续 12 小时，根据症状出现时间选择用药种类和次数。①H_2 受体阻断剂：对于抑制夜间基础胃酸分泌效果良好，常用药物有雷尼替丁和法莫替丁，餐后用药；②质子泵抑制剂：对于抑制最大胃酸分泌作用强于 H_2 受体阻断剂，常用药物有奥美拉唑、艾司奥美拉唑、泮托拉唑、兰索拉唑和雷贝拉唑等，通常用于缓解白天出现功能性消化不良症状者，于早餐前服用。

6. 微生态制剂　肠道菌群失调可补充微生态制剂，如双歧杆菌三联活菌胶囊、地衣芽孢杆菌活菌胶囊等。

7. 慢性胃炎、胃溃疡、十二指肠溃疡等导致的消化不良　可口服抗酸药、胃黏膜保护药或抗感染药，积极治疗原发病。

（二）中成药

1. 健胃消食片　健胃消食。用于脾胃虚弱所致的食积，症见不思饮食、嗳腐酸臭、脘腹胀满；消化不良见上述证候者。

2. 隔山消积颗粒　消积行气。用于脾胃气滞所致的食积内停，脘腹胀痛，不思饮食，嗳腐吞酸。

3. 保和丸　消食，导滞，和胃。用于食积停滞，脘腹胀满，嗳腐吞酸，不欲饮食。

4. 参芪健胃颗粒　温中健脾，理气和胃。主治脾胃虚寒型胃脘胀痛，痞闷不适，喜热喜按，嗳气呃逆等症。

二、常用治疗消化不良药物的用药指导

（一）合理选择药物

根据病因个体化选药。器质性消化不良应做进一步检查，明确诊断，积极治疗原发病。功能性消化不良应根据分型用药。①上腹痛综合征：抑酸剂，根据功能性消化不良症状出现时间给药，如白天出现症状者在早餐前服药，夜间及清晨出现症状者在晚上用药；抗酸剂，在症状出现前 30 分钟或餐前 1 小时用药，或临时服药。胆汁反流者可用铝碳酸镁。对于近期出现的上腹痛综合征可考虑根除幽门螺杆菌治疗。②餐后不适综合征：根据病因选用促胃

动力药,如伴有恶心或呕吐者可选用多潘立酮或甲氧氯普胺;亦可选择干酵母(酵母片)、乳酶生、复方乳酸菌胶囊,胰酶片(或多酶片)、胃蛋白酶、复方消化酶胶囊等助消化药。

（二）用药注意事项

（1）复方消化酶胶囊和微生态制剂可作为治疗消化不良的辅助用药,可改善与进餐相关的腹胀、食欲不振等症状;但其性质不稳定,故应依据要求正确存放,另外不宜用热水送服。

（2）抗菌药可抑制或杀灭助消化药中活菌制剂的活性而使其效价降低,吸附剂可吸附助消化药而减弱其疗效;如必须合用应间隔3小时。

（3）干酵母和乳酶生的不良反应较少,但过量用药可发生腹泻;胰酶所致的不良反应偶见腹泻、便秘、恶心和皮疹等,而且胰酶在酸性条件下容易被破坏,故须选用其肠溶衣片,口服时不可嚼碎,应整片于进餐中吞服。

（4）胃肠道出血、机械性肠梗阻、胃肠穿孔、分泌催乳素的垂体肿瘤患者禁用多潘立酮。只有当功能性消化不良患者出现恶心和呕吐时,才建议使用多潘立酮进行治疗。另外,因其可引起 Q‐T 间期延长,导致心律失常,因此不宜与酮康唑口服制剂、红霉素或其他可能延长 Q‐T 间期的 CYP3A4 酶强抑制剂(如氟康唑、伏立康唑、克拉霉素、胺碘酮、泰利霉素等)联用。

三、健康教育

1. 养成良好的生活习惯　①细嚼慢咽,不暴饮暴食,避免食用不易消化的食物及饮用各种碳酸饮料;②戒烟酒;③避免生冷、刺激性食物及高脂饮食,高脂食物能使胃排空延缓;④避免精神紧张,过度劳累,解除心理压力。

2. 较轻微消化不良的自我调养　可采用腹部轻柔按摩或饭后散步,运动健养。餐后1～2 小时参加体育运动或体力劳动,增加身体热量的消耗,尽快消除消化不良现象。

四、赛前演练

（一）演练任务

患者李某,男,33 岁,软件工程师,因工作紧张,所以每天吃饭没有固定的时间,常常是刚吃完饭就立刻工作,时间一长就出现恶心、上腹胀、嗳气等消化不良的症状。

任务:能正确推荐药物并给予用药指导和健康教育。

（二）操作步骤

操作步骤如表 5‐4‐4 所示。

表 5‐4‐4　操作步骤表

序号	操作步骤	操作标准	注意事项
1	正确推荐药物	（1）推荐多潘立酮片,联合使用复方胃蛋白酶颗粒 （2）健胃消食片	对"症"用药:患者为功能性消化不良中的餐后不适综合征

序号	操作步骤	操作标准	注意事项
2	用药指导	（1）多潘立酮片：一次 1 片（10 mg），一日 3 次，饭前 15～30 分钟服用；遮光，密封保存；复方胃蛋白酶颗粒：一次 2 袋，一日 3 次；密封，置阴凉（不超过 20℃）干燥处保存 （2）健胃消食片：一次 4 片（0.5 g），一日 3 次；密封保存	（1）多潘立酮片注意事项：建议患者不要从事驾驶、操控机器或其他需要意识清醒和协调的活动；不宜与抗酸药同服；复方胃蛋白酶颗粒注意事项：对本品过敏者禁用，过敏体质者慎用 （2）健胃消食片注意事项：服药 3 天症状无缓解，应去医院就诊；对本品过敏者禁用，过敏体质者慎用
3	对患者进行健康教育	（1）养成良好的生活习惯 （2）适量运动	（1）忌食生冷油腻不易消化食物；细嚼慢咽，避免精神紧张，过度劳累，解除心理压力 （2）饭后散步，运动健养

（三）学习结果评价

学习结果评价如表 5-4-5 所示。

表 5-4-5　学习结果评价表

序号	评价内容	配分	评分标准	自评	互评	考评	均分
1	是否对"症"用药	50	（1）考虑因素：性别、年龄、家族史、疾病史、用药史、生活方式等 10 分 （2）根据症状表现推荐正确的药品 20 分 （3）联合用药 20 分				
2	是否正确指导用药	30	（1）服用方法 5 分 （2）服用剂量 5 分 （3）药物不良反应 5 分 （4）药物禁忌 5 分 （5）药品贮藏 5 分 （6）特殊人群服药注意事项 5 分				
3	是否正确开展健康教育	20	（1）养成良好的生活习惯 10 分 （2）适量运动 10 分				
			合计				

工作任务 5-5 腹泻的用药推荐

岗位情境

患者,女,30岁,傍晚来到药店称肚脐周围疼痛难忍,下午腹泻4次。询问饮食,当天食用了麻辣火锅。

思考:药店店员小王应该推荐什么药给患者呢? 小王应该如何做好用药指导及健康教育工作呢?

学习目标

知识目标
- 掌握常用治疗腹泻的药物、用药指导及腹泻的健康教育。
- 熟悉腹泻的概念和临床表现。
- 了解腹泻的病因。

能力目标
- 能分辨腹泻的临床表现。
- 能准确开展腹泻的用药指导和健康教育。

素质目标
- 具有耐心细致的工作态度和运用专业知识守护健康的职业素养。

药德榜样

有一天,一位年轻妈妈着急地走进药店,说8个月大的宝宝已经腹泻2天,当天症状加重,大便呈水样。根据这位妈妈描述的症状,梅药师建议给孩子服用蒙脱石散,却被这位年轻妈妈不耐烦地打断:"有没有更好的药? 这药宝宝已经吃一天了,一点效果都没有!"梅药师认真询问这位妈妈的用药方法。原来,因为宝宝不愿服药,这位妈妈就把药溶解到牛奶里一起喂服。梅药师耐心解释说,蒙脱石散是一种吸附性止泻剂,需要在空腹情况下使用少量水送服,且用药前后半个小时不能进食,在用于治疗急性腹泻时,首次剂量还应加倍。这位妈妈恍然大悟,原来是给宝宝服药方法不当导致药效没有充分发挥,连忙对梅药师的专业指导表示感谢。

在梅药师的眼中,用药无小事,药用对了能治病,用得不对,不仅治不好病,反而会延误治疗,甚至给患者身体带来伤害,因此,必须认真谨慎对待。梅药师用自己的专业知识和耐心细致的工作态度守护了人民群众的身体健康。

职业能力 5−5−1 分辨腹泻的临床表现

一、基本知识

(一)概念

腹泻是一种常见症状,表现为排便在一日之内超过 3 次,粪质稀薄,水分增加,或含未消化食物或脓血、黏液,并常伴有排便急迫感、肛门不适、失禁等症状。根据病程长短将腹泻分为急性腹泻和慢性腹泻。

(二)病因

1. 急性腹泻

(1)感染:病因多为细菌(大肠杆菌、沙门菌、痢疾杆菌等)、病毒(轮状病毒、诺瓦克病毒等)、真菌(肠道念珠菌)或寄生虫(阿米巴、血吸虫、梨形鞭毛虫)引起的肠道感染。

(2)中毒:食物中毒、重金属中毒或农药中毒等。

(3)药物因素:泻药如酚酞、番泻叶等。

(4)其他疾病:急性出血性坏死性肠炎、急性局限性肠炎、肠型紫癜等。

2. 慢性腹泻

(1)消化道疾病:肠道感染性与非感染性疾病、肠动力疾病、肠道肿瘤、胃部和肝胆胰腺疾病等。

(2)全身疾病:糖尿病、甲状腺功能亢进、系统性红斑狼疮、食物及药物过敏等。

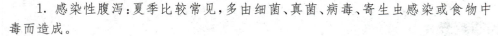

知识链接

腹泻根据常见的病因还可分为以下几种类型。

1. 感染性腹泻:夏季比较常见,多由细菌、真菌、病毒、寄生虫感染或食物中毒而造成。

2. 消化性腹泻:通常由消化不良、吸收不良或者暴饮暴食而引起。

3. 激惹性或旅行者腹泻:常由外界的各种刺激所致,如水土不服,受寒,过食海鲜、油腻或辛辣食物刺激等。

4. 功能性腹泻:通常由精神因素引起,如紧张、激动、惊吓或结肠过敏等引起。

5. 炎症性腹泻:由直肠或结肠溃疡、肿瘤或炎症引起。

6. 药源性腹泻:泻药,抗高血压药如利血平、胍乙啶等,长期口服广谱抗生素、糖皮质激素而致使肠道正常细菌的生长和数量或比例失去平衡而导致菌群失调等都可引发腹泻。

(三)临床表现

腹泻是疾病的症状,因分型不同临床表现也不同。

1. **急性腹泻** 起病急,病程在 2～3 周之内,可分为痢疾样腹泻和水样腹泻。痢疾样腹泻有脓血便,常伴里急后重和腹部绞痛,水样腹泻粪便不含血或脓,可不伴里急后重,腹痛较轻。

2. **慢性腹泻** 起病缓慢,病程≥2 个月,或间歇期在 2～4 周内的复发性腹泻。大便次数增多,每日排便在 3 次以上,大便性状有改变,便稀或不成形,粪便含水量大于 85%,有时伴黏液、脓血。小肠病变引起腹泻的特点是腹部不适多位于脐周,并于餐后或便前加剧,无里急后重,粪便不成形,可成液状,色较淡,量较多。

不同腹泻的粪便性状见表 5-5-1。

表 5-5-1 不同腹泻粪便性状

腹泻类型	粪便性状
分泌性腹泻	粪便呈稀薄水样且量多
阿米巴痢疾	暗红色果酱样便
感染性腹泻	脓血便或黏液便
嗜盐细菌性食物中毒或急性出血性坏死性肠炎	血水或洗肉水样便
沙门菌属或金黄色葡萄球菌性食物中毒	黄水样便
霍乱或副霍乱	米泔水样便
婴幼儿消化不良	黄绿色混有奶瓣便
胆道梗阻	脂肪泻和白色陶土样便

二、赛前演练

(一)演练任务

患者,女,30 岁,傍晚来到药店称肚脐周围疼痛难忍,下午腹泻 4 次。询问饮食,当天食用了麻辣火锅。

任务:请准确分辨患者所患腹泻的类型。

(二)腹泻类型分辨适用表

腹泻类型分辨如表 5-5-2 所示。

表 5-5-2 腹泻类型分辨适用表

序号	症状	判断标准	判断结果
1	痢疾样腹泻有脓血便,常伴里急后重和腹部绞痛;水样腹泻粪便不含血或脓,可不伴里急后重,腹痛较轻	(1) 起病急,病程 2～3 周 (2) 大便性状有改变	急性腹泻
2	大便性状有改变,呈稀便、水样便、脓血便或黏脓便 小肠炎性腹泻于腹泻后腹痛多不缓解 结肠炎性腹泻于腹泻后腹痛多可缓解	(1) 起病缓慢,病程≥2 个月,或间歇期在 2～4 周 (2) 每日排便在 3 次以上 (3) 大便性状有改变	慢性腹泻

（三）学习结果评价

学习结果评价如表 5-5-3 所示。

表 5-5-3　学习结果评价表

序号	评价内容	配分	评分标准	自评	互评	考评	均分
1	接待顾客	10	（1）仪容仪表 5 分 （2）积极主动接待顾客,热情招呼 5 分				
2	听主诉	10	（1）耐心、认真聆听 10 分 （2）打断主诉或未听完整扣 5 分				
3	询问症状	40	（1）询问顾客的具体症状 10 分 （2）询问疾病史、用药史、过敏史、就诊史 10 分 （3）询问顾客是否肠道感染 10 分 （4）询问顾客接触食物、重金属或农药等的情况 10 分				
4	结论	40	能够准确判断案例中患者的症状 40 分				
			合计				

职业能力 5-5-2　准确开展腹泻的用药指导和健康教育

一、常用治疗腹泻的药物

在腹泻的治疗中,对因治疗和对症治疗都很重要,应根据腹泻的特点和临床表现,尽早明确腹泻的病因,根据治疗目的选择药物。

（一）化学药

1. 止泻药　为治疗腹泻的对症治疗药。主要通过减少肠蠕动或保护肠道免受刺激而达到止泻效果。止泻药适用于剧烈腹泻或长期慢性腹泻,以防止机体过度脱水、水盐代谢失调、消化或营养障碍。

（1）可选用肠黏膜保护剂,也称吸附剂,如蒙脱石散可用于成人急、慢性腹泻和儿童急性腹泻;如药用炭可用于食物、生物碱等引起的中毒及腹泻;如鞣酸蛋白可用于消化不良引起的腹泻。

（2）可选用阿片及其衍生物,如复方樟脑酊、盐酸洛哌丁胺、地芬诺酯等,其中盐酸洛哌丁胺主要用于控制急、慢性腹泻的症状,地芬诺酯用于急慢性功能性腹泻及慢性肠炎。

2. 抗感染药　通过抑菌或杀菌而止泻,由细菌感染引起的急性腹泻通常首选抗感染药,如盐酸小檗碱、诺氟沙星、左氧氟沙星、复方磺胺甲噁唑等,主要用于肠道感染引起的腹泻。

3. 微生态制剂　补充微生态制剂,调整肠道菌群失调,治疗腹泻。如双歧杆菌三联活菌制剂、复方乳酸菌胶囊、枯草杆菌制剂,用于因肠道菌群失调引起的急慢性腹泻;如地衣芽孢杆菌活菌制剂,用于细菌或真菌引起的急慢性肠炎、腹泻;如复方嗜酸乳杆菌片,用于肠道菌群失调引起的轻急性腹泻。

4. 口服补液盐(ORS)　防止腹泻引起的机体脱水、电解质紊乱。口服补液盐(ORS)Ⅲ是治疗腹泻的补液首选,可同时用于预防和纠正脱水。

5. 解痉药　腹痛剧烈者或反复呕吐性腹泻者,在医师指导下可选用山莨菪碱片或口服颠茄浸膏片。

(二)中成药

针对腹泻可选用的中成药有许多种,常用药物如下。

1. 肠炎宁片　用于大肠湿热所致的泄泻。症见大便泄泻、腹痛腹胀;急慢性胃肠炎、腹泻。

2. 保济丸　解表、祛湿,和中。用于暑湿感冒引起的腹痛腹泻。

3. 和胃整肠丸　稳中和胃,理气止痛。适用于邪滞中焦所致的恶心、呕吐、泄泻等。

4. 藿香正气水　解表化湿,理气和中。用于外感风寒、内伤湿滞或夏伤暑湿所致感冒而引起的腹泻,也适用于胃肠型感冒引起的腹泻症状。

5. 参苓健脾胃颗粒　补脾健胃,利湿止泻。用于脾胃虚弱,饮食不消引起的腹泻。

二、常用治疗腹泻药物的用药指导

(一)合理选择药物

(1)轻至中度腹泻患者一般不用抗感染药物。以下情况考虑使用抗感染药物:①发热伴有黏液脓血便的急性腹泻;②中至重度旅行者腹泻患者;③感染发生在老年人、免疫功能低下者、败血症患者;④持续的志贺菌属、沙门菌属、弯曲菌属感染或原虫感染。

(2)腹泻常可致电解质紊乱,要及时补充水和电解质,推荐使用低渗 ORSⅢ。

(3)应用中成药治疗腹泻时,应注意辨证施治,如果自己不能准确辨证,请及时咨询医师。

(二)用药注意事项

(1)微生态制剂为活菌制剂,抗酸药、抗菌药与其合用时,可减弱其疗效,故应间隔3小时以上服用;铋剂、药用炭、鞣酸等能抑制、吸附活菌,不能合用。

(2)蒙脱石散治疗急性腹泻时第一次剂量应加倍,倒入半杯温开水(约50 mL)中混匀快速服完。

(3)盐酸洛哌丁胺禁用于2岁以下的儿童,6岁以下的儿童不宜使用盐酸洛哌丁胺的胶囊剂治疗。

(4)盐酸小檗碱不宜与含鞣质的中药合用,因为鞣质是生物碱沉淀剂,二者结合,生成难溶性鞣酸盐沉淀,降低疗效。

(5)药用炭可影响儿童营养吸收,禁止长期用于3岁以下儿童;不宜与维生素、抗生素、洋地黄、生物碱类、乳酶生及其他消化酶等类药物合用,以免被吸附而影响疗效;服药期间若出现便秘,可用中药大黄饮片或番泻叶 2～6 g,浸泡代茶饮即可缓解。

三、健康教育

1. 重在预防

（1）养成良好的饮食卫生习惯，饭前便后洗手；不吃腐败和不新鲜的食物；忌食辛辣刺激性食物；忌烟酒；避免环境应激引起的胃肠道症状，不暴饮暴食，食用清淡、易消化食物。

（2）注意保暖，避免受凉。

（3）加强户外活动，提高对自然环境的适应力及自身应变能力，特别是儿童要加强体育锻炼，增强体质，提高机体免疫力。

（4）预防腹泻应用肠道益生菌制剂，益生菌具有抑制有害菌生长、调节肠道内菌群平衡、提高机体免疫力等特殊功能，对维持肠道正常生理功能、减少复发具有重要意义。

2. 患者生活指导

（1）卧床休息，减少体力消耗和肠蠕动次数。

（2）适当补充水分，以淡盐水为宜。腹泻会使体内迅速丢失大量水分及无机盐，如不及时补充，容易出现脱水，导致电解质紊乱。

（3）患者宜食用清淡、易消化食物，少食多餐。

（4）养成良好的生活习惯，保证睡眠质量。

（5）保持心理健康，缓解焦虑、紧张情绪。

四、赛前演练

（一）演练任务

患者，女，30岁，傍晚来到药店称肚脐周围疼痛难忍，下午腹泻4次。询问饮食，当天食用了麻辣火锅。

任务：能正确推荐药物并给予用药指导和健康教育。

（二）操作步骤

操作步骤如表5-5-4所示。

表5-5-4　操作步骤表

序号	操作步骤	操作标准	注意事项
1	正确推荐药物	推荐西药或者中成药： （1）蒙脱石散（3 g） （2）中成药肠炎宁片（0.42 g） 均可联合使用双歧杆菌乳杆菌三联活菌片（0.5 g）	对"症"用药：患者为急性腹泻
2	用药指导	（1）蒙脱石散（3 g）：口服，一次1袋（3 g），一日3次，首剂加倍，密封，在干燥处保存 （2）肠炎宁片（0.42 g）：口服，一次3～4片，一日3～4次，密封贮藏 （3）双歧杆菌乳杆菌三联活菌片（0.5 g）：口服，一次4片，一日3次，2～8℃避光干燥处保存	（1）服用蒙脱石散可能会产生轻度便秘；服药前后1小时不要与其他药物同服 （2）肠炎宁片服用期间不宜同时服用滋补性中药 （3）双歧杆菌乳杆菌三联活菌片口服时用低于40℃温水冲服，避免与抗菌药同服

续 表

序号	操作步骤	操作标准	注意事项
3	对患者进行健康教育	（1）预防为主 （2）生活指导	忌食辛辣刺激性食物；不暴饮暴食，食用清淡、易消化食物；卧床休息；适当补充水分；养成良好的生活习惯；保持心理健康

（三）学习结果评价

表5-5-5 操作步骤表

序号	评价内容	配分	评分标准	自评	互评	考评	均分
1	是否对"症"用药	50	（1）考虑因素：性别、年龄、家族史、疾病史、用药史、生活方式等10分 （2）根据症状表现推荐正确的药品20分 （3）联合用药20分				
2	是否正确指导用药	30	（1）服用方法5分 （2）服用剂量5分 （3）药物不良反应5分 （4）药物禁忌5分 （5）药品贮藏5分 （6）特殊人群服药注意事项5分				
3	是否正确开展健康教育	20	（1）重在预防：良好的饮食卫生习惯，忌食辛辣刺激性食物，不暴饮暴食10分 （2）生活指导：卧床休息，适当补充水分，宜食用清淡、易消化食物，保持心理健康10分				
	合计						

工作任务 5 – 6 便秘的用药推荐

 岗位情境

　　患者,女,61 岁,来到药店称腹胀,已经 4 天未排便了。经询问得知进食饮水正常,经常出现排便困难的症状。

　　思考:药店店员小王应该推荐什么药给患者呢? 小王应该如何做好用药指导及健康教育工作呢?

知识目标
- 掌握便秘的药品推荐、用药指导及健康教育。
- 熟悉便秘的临床表现。
- 了解便秘的病因。

能力目标
- 能分辨便秘的临床表现。
- 能准确开展便秘的用药指导和健康教育。

素质目标
- 具备较强的岗位责任心和运用专业知识守护健康的职业素养。

药德榜样

　　赵药师在药店的主要工作就是审方和提供药学服务,经她手的处方有上千份,但从来没有出现过半点差错。她不仅认真对待审方工作,对待患者也十分有责任心,每次遇到年龄大的患者,她都会细心地叮嘱用药方法、剂量和用药时间等。有一天,一位老年顾客来到药店,想买一盒(20 支)开塞露带回家,赵药师认真询问这位顾客:"您购买一盒开塞露都是您自己使用吗?""是啊,因为我之前有过便秘,用了这个药效果就很好,我想买一盒回家,遇到便秘的时候就用它,你赶紧帮我拿。"这位顾客不耐烦地说。赵药师听了耐心地说:"开塞露不能长期使用,会让您产生依赖性,而且会导致您产生习惯性便秘,不利于您的身体健康。"这位顾客对赵药师十分感激。

　　赵药师作为一名执业药师,有自己的坚守。她常常对同事说,这份职业关系群众的身体健康和生命安全,而我们就是人民群众身体健康和生命安全的守护者。

职业能力 5－6－1 分辨便秘的临床表现

一、基本知识

（一）概念

便秘是指排便次数减少，每周少于 3 次，并且有排便困难，粪质硬结、量少等症状。便秘在人群中患病率较高，女性高于男性，老年高于青壮年。根据病程长短，便秘可分为急性和慢性，若便秘的病程超过 6 个月，则为慢性便秘。便秘可以单独存在，也可以是其他疾病连带的并发症，长期便秘的危害很大，当伴有便血、黑便、发热、消瘦、腹痛等报警征象或有肿瘤家族史时应立即就医，做进一步检查。

（二）病因

便秘是症状诊断，病因为多种因素，且常会有多种因素并存，包括衰老、疾病和用药等。

1. 功能性便秘

（1）摄入问题：进食量不足或食物过于精细、口腔牙齿问题、抑郁状态而致食欲缺乏、备餐困难等，没有足够的食物纤维以致食物残渣太少，排入直肠粪便的体积无法达到刺激排便阈值，不能形成排便反射；饮水不足及肠蠕动过缓，导致从粪便中持续再吸收水分和电解质而使其过于干燥。

（2）盆底功能障碍：老年人、妊娠期妇女、体弱而活动过少者，腹肌及盆腔肌张力不足，排便时直肠与肛门运动不协调甚至无力，导致排便推动力不足，难于将粪便排出体外

（3）结肠运动功能紊乱：如肠易激综合征，除便秘外同时出现腹痛或腹胀的症状，部分患者还可出现便秘与腹泻交替的症状。

（4）生活不规律和不规律的排便习惯：使得正常排便反射长期被抑制。

（5）用药问题：含铝离子或钙离子的抗酸药、抗组胺药、抗抑郁药、平滑肌解痉药、非二氢吡啶类钙通道阻滞剂、利尿剂、铁剂、阿片类药物及非甾体抗炎药等不良反应而导致的便秘；长期滥用泻药，引起肠道的敏感性降低或形成药物依赖，也可造成便秘。

2. 器质性便秘

（1）直肠与肛门病变。

（2）结肠完全性或不完全性梗阻：肠腔内病变（如结、直肠息肉或癌，放射性肠炎、克罗恩病等），肠腔外病变（如腹腔或盆腔肿瘤压迫、结核性腹膜炎、肠粘连等）。

（3）全身性疾病导致结肠蠕动减弱（如糖尿病、甲状腺功能减退症、高钙血症、假性肠梗阻等）。

（三）临床表现

便秘是临床常见的症状，具体表现如下。

（1）便秘的临床表现中以排便费力最为常见，其他症状依次为粪便干硬、排便不尽感、腹胀、便次减少和需要辅助排便。

（2）有些患者伴有腹痛、恶心、食欲减退、口臭、口苦、全身无力、头晕、头痛等。

二、赛前演练

（一）演练任务

患者，女，61 岁，来到药店称腹胀，已经 4 天未排便了。经询问得知进食饮水正常，经常出现排便困难的症状。

任务：请根据患者的临床表现分辨病症。

（二）便秘分辨适用表

便秘分辨如表 5-6-1 所示。

表 5-6-1　便秘分辨适用表

症状	判断标准	判断结果
排便费力、粪便干硬、排便不尽感、腹胀、便次减少	（1）腹胀 （2）便次减少 （3）排便费力	便秘

（三）学习结果评价

学习结果评价如表 5-6-2 所示。

表 5-6-2　学习结果评价表

序号	评价内容	配分	评分标准	自评	互评	考评	均分
1	接待顾客	10	（1）仪容仪表 5 分 （2）积极主动接待顾客，热情招呼 5 分				
2	听主诉	10	（1）耐心、认真聆听 10 分 （2）打断主诉或未听完整扣 5 分				
3	询问症状	40	（1）询问顾客的具体症状 10 分 （2）询问疾病史、用药史、过敏史、就诊史 10 分 （3）询问顾客饮食是否正常 10 分 （4）询问顾客排便习惯是否规律 10 分				
4	结论	40	根据问证得出结论 40 分				
			合计				

职业能力 5-6-2　准确开展便秘的用药指导和健康教育

一、常用治疗便秘的药物

在便秘的治疗中，缓泻药是一类能促进排便反射或使排便顺利的药物，按照作用机制分为渗透性泻药、刺激性泻药和润滑性泻药。

（一）化学药

1. 渗透性泻药　或称容积性泻药,不易被肠壁吸收,口服后在肠内形成高渗盐溶液,使肠腔内水分增加,容积扩大,刺激肠黏膜,引起肠道蠕动增强而排便。如乳果糖口服溶液,用于慢性功能性便秘;羧甲纤维素钠颗粒,用于轻、中度便秘的治疗;欧车前亲水胶散剂,可用于功能性便秘,通常是偶然出现的便秘(不规则性);聚乙二醇 4000 散用于成人及 8 岁以上儿童便秘的治疗;硫酸镁作用强烈,用于导泻。

2. 刺激性泻药　药物本身或其在体内的代谢产物刺激肠壁,使肠蠕动加强而促进排便。代表药物有比沙可啶,用于急、慢性便秘和习惯性便秘;酚酞片用于治疗习惯性顽固性便秘。

3. 润滑性泻药　能润滑肠壁,软化大便,使粪便易于排出。代表药物有开塞露和甘油栓,二者都用于治疗便秘,尤其适用于儿童及年老体弱者。

4. 促动力剂　作用于肠道平滑肌,增强结肠蠕动,具有促肠动力活性。代表药物有莫沙必利、伊托必利等,用于因肠胃动力减慢(如功能性消化不良)引起的便秘。

（二）中成药

患者在药店通常也会选用中成药治疗便秘,常用药物如下。

1. 麻仁润肠丸　润肠通便。用于肠胃积热,胸腹胀满,大便秘结。

2. 芦荟珍珠胶囊　清热导滞、行气通便。用于因气质热盛所致的大便干结、排便困难、脘腹胀满、口苦口干等,也用于有上述症状的功能性便秘者。

3. 新复方芦荟胶囊　清肝泄热,润肠通便,宁心安神。用于心肝火盛、大便秘结、腹胀腹痛、烦躁失眠。

二、常用治疗便秘药物的用药指导

（一）合理选择药物

(1) 不宜长期大量使用刺激性泻药,会严重削弱正常的肠道功能,造成对缓泻药的依赖或引起结肠痉挛所致的便秘。

(2) 老年人、体弱多病患者由于结肠低张力所致的便秘,于睡前服用刺激性泻药,以达到次日清晨排便。

(3) 结肠痉挛所致的便秘,可用润滑性泻药,服用后注意多饮水,并增加膳食纤维的摄入。

（二）用药注意事项

(1) 乳果糖含有可吸收的糖,糖尿病、半乳糖血症患者禁用。

(2) 比沙可啶必须整片吞服,服药前后 2 小时不得服牛奶或抗酸药,6 岁以下儿童及孕妇禁用。

(3) 硫酸镁宜在清晨空腹服用,并大量饮水,以加速导泻作用和防止脱水,肠道出血、孕妇、急腹症患者、经期妇女禁用本品导泻。

(4) 酚酞可使尿液变成红色或橘红色,幼儿慎用,婴儿禁用。

(5) 口服缓泻药连续使用不宜超过 7 天,便秘缓解应立即停药。

(6) 年老体弱多病的慢性便秘患者,需长期规律应用泻药,以维持正常排便,预防粪便嵌塞,但应慎用硫酸镁。

(7) 儿童不宜应用缓泻药,以免造成缓泻药依赖性便秘;发生粪便嵌塞的儿童,可服用聚乙二醇 4000 以软化、清除粪便。聚乙二醇 4000 只能用于 8 岁以上儿童(包括 8 岁)短期治疗,最长疗程不应超过 3 个月。

(8) 急腹症、诊断不明的腹痛患者禁用泻药;老年体弱患者、妊娠期或月经期妇女不能用强效泻药。

三、健康教育

(1) 养成每天定时排便的习惯,逐步恢复或重新建立排便反射。

(2) 避免排便习惯受到干扰。特别是容易受到精神因素、生活规律改变、长途旅行等未能及时排便的影响而引起便秘者。

(3) 建议患者每天大量饮用白开水,尤其是每日晨起饮一杯温开水,可有效预防便秘。多吃富含纤维素的蔬菜和粮食,可食用一些具有润肠通便作用的食物,如黑芝麻、蜂蜜、香蕉等,尽量少用或不用缓泻药。

(4) 合理安排生活和工作,做到劳逸结合。适当的文体活动,特别是腹肌的锻炼有利于胃肠功能的改善,对于久坐少动和精神高度集中的脑力劳动者更为重要。

(5) 避免进食过少或过精。进食过少或食物过于精细,缺乏残渣均可减少对结肠运动的刺激。

四、赛前演练

(一)演练任务

患者,女,61 岁,来到药店称腹胀,已经 4 天未排便了。经询问得知进食饮水正常,经常出现排便困难的症状。

任务:能正确推荐药物并给予用药指导和健康教育。

(二)操作步骤

操作步骤如表 5 - 6 - 3 所示。

表 5 - 6 - 3　操作步骤表

序号	操作步骤	操作标准	注意事项
1	正确推荐药物	推荐西药或者中成药: (1) 乳果糖口服溶液(15 mL:10 g) (2) 通便胶囊 均可联合使用开塞露	对"症"用药:患者为便秘
2	用药指导	(1) 乳果糖口服溶液(15 mL:10 g):口服,起始剂量每日 30 mL,维持剂量每日 10~25 mL,治疗几天后,可根据患者情况酌减剂量,宜在早餐时一次服用;避光,10~25℃保存 (2) 通便胶囊:口服,一次 3 粒,一日 2 次,密封 (3) 开塞露(20 mL):将容器瓶盖取下,涂油脂少许,缓慢插入肛门,然后将药液挤入直肠内,一次 1 支,遮光,严封保存	(1) 乳果糖口服溶液注意事项:剂量过大可引起腹部不适、胃肠胀气、厌食、恶心、呕吐及腹痛腹泻;糖尿病、尿毒症患者、半乳糖血症患者禁用,对乳糖、果糖或半乳糖不耐受者禁用 (2) 通便胶囊注意事项:偶见轻微腹痛、腹泻及皮疹,实热便秘者禁服 (3) 开塞露注意事项:瓶口应光滑,以免擦伤肛门或直肠

续　表

序号	操作步骤	操作标准	注意事项
3	对患者进行健康教育	（1）定时排便 （2）饮食指导 （3）生活指导	避免排便习惯受到干扰；大量饮用白开水，多吃富含纤维素的蔬菜和粮食，避免进食过少或过精；适当运动，劳逸结合

（三）学习结果评价

表 5-6-4　学习结果评价表

序号	评价内容	配分	评分标准	自评	互评	考评	均分
1	是否对"症"用药	50	（1）考虑因素：性别、年龄、家族史、疾病史、用药史、生活方式等 10 分 （2）根据症状表现推荐正确的药品 20 分 （3）联合用药 20 分				
2	是否正确指导用药	30	（1）服用方法 5 分 （2）服用剂量 5 分 （3）药物不良反应 5 分 （4）药物禁忌 5 分 （5）药品贮藏 5 分 （6）特殊人群服药注意事项 5 分				
3	是否正确开展健康教育	20	（1）定时排便 5 分 （2）多喝水，可食用一些具有润肠通便作用的食物 5 分 （3）适当锻炼 5 分 （4）避免进食过少或过精，多吃富含纤维素的蔬菜和粮食 5 分				
合计							

工作任务 5 - 7 视疲劳的用药推荐

 岗位情境

患者,男,37 岁,双眼视物重影,眼胀、干涩,伴眼眶酸痛,尤其发生在长时间近距离阅读时,眼部检查无明显异常。

思考:药店店员小李应该推荐什么药给患者呢? 小李应该如何做好用药指导及健康教育工作呢?

学习目标

知识目标
- 掌握视疲劳的药品推荐、用药指导及健康教育。
- 熟悉视疲劳的临床表现。
- 了解视疲劳病因。

能力目标
- 能够分辨视疲劳的临床表现。
- 能准确开展视疲劳的用药指导和健康教育。

素质目标
- 具有无私奉献、守护健康的职业素养。

药德榜样

小张是药店的一名执业药师,在平常工作中,他发现过来买药的青少年顾客,很多都戴眼镜,这让他意识到现阶段青少年近视是一个比较严峻的问题。为此,他深入学习近视相关知识,查阅资料,咨询相关专家,在闲暇时间做了大量工作,整理出了很多有利于青少年预防近视的方法。每当工作之余,小张便会去门店附近的社区、小学和中学等进行青少年预防近视的公益宣讲活动。这一做就是 6 年,期间很多同事都劝小张:"做这事吃力不讨好,还不如好好休息。"每次小张都会告诉同事们:"我们是一名药师,我们也要为周围人的健康服务,守护青少年眼睛健康也是我们的职责。"

职业能力 5‑7‑1　分辨视疲劳的临床表现

一、基本知识

（一）概念

视疲劳又称为眼疲劳,是指因各种病因使得人眼在视物时超过其视觉功能所能承载的负荷,从而导致用眼后出现眼部不适、视觉障碍或伴有全身症状,从而导致不能正常进行视觉作业的一组疲劳综合征。

视疲劳的发生频率较高,且并非独立的眼病,是以患者主观症状为主,眼或全身因素与精神—心理因素相互交织而引起的眼病。

（二）病因

视疲劳的病因主要可以归纳为 3 个方面。

1. 眼部因素　引起视疲劳的眼部因素主要如下:

（1）调节功能异常（调节不足、调节痉挛）。

（2）双眼视功能异常（内隐斜视、外隐斜视）。

（3）屈光不正未矫正或未给予准确矫正。

（4）老视:年龄增大后,未合理矫正视力且长时间近距离工作。

（5）各类眼科手术早期。

（6）干眼症（各种原因造成的泪液质量异常）。

（7）睑板腺功能异常影响视觉功能。

2. 环境因素　工作和生活环境中的各种光线与色觉异常刺激,包括照明不足致对比度下降、照明过强致眩光和光辐射等,以及色觉搭配失调或异常等都可能出现视疲劳,最典型的就是视频终端综合征。

3. 精神、心理和全身因素　精神和心理状态及某些全身因素与视疲劳的发生密切相关,精神压力大、神经衰弱或有神经官能症的人更容易出现视疲劳。副交感神经与视皮质的高度兴奋也与视疲劳有关。此外,某些特殊时期（月经、妊娠期、哺乳期、围绝经期）都可能出现视疲劳。

（三）临床表现

视疲劳的临床症状多种多样,主要在用眼后出现。视疲劳临床症状主要表现在以下 3 个方面。

1. 视觉障碍　近距离工作或者阅读不持久即出现暂时性视物模糊或重影等。

2. 眼部不适　眼胀、眼痛、眼干、眼烧灼感、流泪、眼痒、眼异物感及眼眶疼痛等。

3. 全身症状　易疲劳、头晕、头痛、记忆减退,严重时甚至伴发恶心、呕吐并出现烦躁、焦虑以及其他神经官能症等,通常出现全身症状则为重度视疲劳。

二、赛前演练

（一）演练任务

患者,男,37 岁,双眼视物重影,眼胀、干涩,伴眼眶酸痛,尤其发生在长时间近距离阅读时,眼部检查无明显异常。

任务:请根据患者的临床表现分辨病症。

(二)视疲劳分辨适用表

视疲劳分辨如表 5-7-1 所示。

表 5-7-1　视疲劳分辨适用表

症状	判断标准	判断结果
(1)近距离工作或者阅读不持久即出现暂时性视物模糊或重影 (2)眼胀、眼痛、眼干、眼烧灼感、流泪、眼痒、眼异物感及眼眶疼痛	(1)视物模糊或重影 (2)眼胀、眼干、眼痒等眼部不适	视疲劳

(三)学习结果评价

学习结果评价如表 5-7-2 所示。

表 5-7-2　学习结果评价表

序号	评价内容	配分	评分标准	自评	互评	考评	均分
1	接待顾客	10	(1)仪容仪表 5 分 (2)积极主动接待顾客,热情招呼 5 分				
2	听主诉	10	(1)耐心、认真聆听 10 分 (2)打断主诉或未听完整扣 5 分				
3	询问症状	40	(1)询问顾客的具体症状 5 分 (2)询问疾病史、用药史、过敏史、就诊史 5 分 (3)询问顾客是否有调节功能异常、各类眼科手术等眼部功能异常 10 分 (4)询问顾客是否工作或生活在各种强光或昏暗光线等对色觉异常刺激的环境中 10 分 (5)询问顾客是否有精神压力大、神经衰弱等精神、心理上易导致视疲劳的因素 10 分				
4	结论	40	能够准确判断案例中患者的症状 40 分				
合计							

职业能力 5-7-2　准确开展视疲劳的用药指导和健康教育

一、常用治疗视疲劳的药物

对症治疗是治疗视疲劳的有效方法之一,主要通过选择合适的药物缓解和改善患者出现的症状。

（一）化学药物

1. 七叶洋地黄双苷滴眼液 适用于眼底黄斑变性，所有类型的眼疲劳，包括眼肌性、神经性和适应性的眼疲劳。

2. 人工泪液

（1）羟丙甲纤维素钠滴眼液：缓解因泪液分泌不足而导致的眼部不适。

（2）玻璃酸钠滴眼液：具有保水性，适用于干眼症，能够缓解干眼症状。

（3）羧甲基纤维素钠滴眼液：适用于缓解眼部干燥，可用于因暴露在阳光或风沙中引起的眼部灼烧和刺痛，也可用作防止进一步刺激的保护剂。

（4）聚乙烯醇滴眼液：可作为润滑剂用于预防和治疗眼部干涩、异物感和眼疲劳等症状。

3. 改善睫状肌痉挛药物 消旋山莨菪碱滴眼液：能减轻眼部平滑肌及血管痉挛，改善局部微循环。

（二）中成药

1. 珍珠明目滴眼液 具有清热泻火，养肝明目的功效，可用于治疗视力疲劳症和慢性结膜炎。

2. 鱼腥草滴眼液 具有清热，解毒，利湿的功效，可用于治疗两眼刺痛、目痒、流泪，以及急性卡他性结膜炎和流行性角结膜炎等引起的两眼刺痛、目痒、流泪等症。

3. 明目地黄丸 本品能滋肾，养肝，明目。用于肝肾阴虚，目涩畏光，视物模糊，迎风流泪。为眼科常用中成药。

4. 石斛夜光丸 本品能滋阴补肾，清肝明目。用于肝肾两亏，阴虚火旺，内障目暗，视物昏花。

5. 明目上清片 本品能清热散风，明目止痛。用于外感风热所致的暴发火眼、红肿作痛、眼边刺痒、头晕目眩、大便燥结、小便赤黄。

二、常用治疗视疲劳药物的用药指导

（一）滴眼液及眼膏剂的正确使用方法

1. 滴眼剂的使用步骤

（1）"洗"，洗净双手。

（2）"坐"，坐或躺。

（3）"睁"，双眼睁开，向上看。

（4）"拉"，拇指或是指将眼睑下拉成小囊。

（5）"近"，滴管靠近眼睑。

（6）"挤"，挤出规定剂量。

（7）"闭"，闭眼，手指按压鼻侧眼角1～2分钟。

2. 眼膏剂的使用步骤 眼膏剂的使用步骤与滴眼剂相似，将挤出长度约为1 cm的线状眼膏置于下拉眼睑形成的小囊中（操作方法同滴眼液），使眼膏剂在眼中均匀分散。如果眼膏剂为盒装制剂，将眼膏涂敷在下眼睑内即可。

（二）视疲劳患者用药注意事项

（1）如使用人工泪液后，出现眼部疼痛、持续充血、视物模糊及刺激感加重，在用药后病情加重或持续 72 小时以上等情况时，立即停止用药并及时就医。

（2）长时间使用人工泪液会造成眼表损伤，因此为了避免药物不良反应，应尽量选用不含防腐剂的人工泪液。

（3）凝胶剂或眼膏剂能有效延长人工泪液在眼表的滞留时间，有利于药效的发挥。但凝胶剂和眼膏剂黏度大，容易引起视物模糊，因此在驾驶、高空作业、操作机器等工作时不能使用。

（4）如果同时使用两种及以上眼用制剂时，应间隔 10 分钟以上。

（5）为了防止药液被污染，在使用时应注意避免容器前端与眼部直接接触。

三、健康教育

（1）在使用药物的同时，还应通过远眺法、眼保健操以及配合眼周穴位按摩等方法，放松眼部肌肉，促进眼周循环，从而消除眼部疲劳。

（2）工作或生活环境光线明暗应适中，阅读或工作时坐姿要端正，要避免长时间近距离接触视频终端设备。

（3）应尽量保持乐观、放松的心情，在条件允许的情况下适量开展户外活动也有助于减轻视疲劳。

（4）营养搭配也能有效缓解眼部疲劳，例如胡萝卜、奶酪、香蕉和蓝莓等食物都对眼睛较好，平常饮食中合理搭配这些食物可以起到缓解眼疲劳的作用。

（5）类风湿关节炎、甲状腺疾病、糖尿病等疾病容易引起干眼症，从而导致视疲劳症状的出现，应该积极治疗原发疾病。

（6）抗组胺药、化疗药、β受体拮抗剂、激素替代治疗药物、利尿剂、三环类抗抑郁药等药物的使用会减少泪液的生成而引起干眼症，也会出现视疲劳症状。

四、赛前演练

（一）演练任务

患者，男，37 岁，眼胀、干涩，伴眼眶酸痛，尤其发生在长时间近距离工作时，眼部检查无明显异常。

任务：能正确推荐药物并给予用药指导和健康教育。

（二）操作步骤

操作步骤如表 5-7-3 所示。

表 5-7-3　操作步骤表

序号	操作步骤	操作标准	注意事项
1	正确推荐药物	推荐西药或者中成药： （1）西药七叶洋地黄双苷滴眼液 （2）中成药珍珠明目滴眼液	对"症"用药：患者眼胀、干涩，眼眶酸痛

续 表

序号	操作步骤	操作标准	注意事项
2	用药指导	(1) 七叶洋地黄双苷滴眼液:一日3次,一次1滴;滴入眼结膜囊内(近耳侧外眼角);延续1周或至病情好转;25℃以下避光保存 (2) 珍珠明目滴眼液:一日3～5次,一次1～2滴;滴入眼睑内;密闭保存	(1) 七叶洋地黄双苷滴眼液注意事项:使用滴眼液后可能会出现短暂视力模糊,在视力恢复正常之前不得驾驶车辆、操作机器或从事其他危险活动 (2) 珍珠明目滴眼液:用药后若出现有沙涩磨痛、流泪频频,则需停用;用药后出现眼痒,眼睑皮肤潮红,结膜水肿,则需停药,并到医院就诊;用药1周后症状未减轻,应到医院就诊
3	对患者进行健康教育	(1) 工作环境光线明暗应适中 (2) 要避免长时间近距离看手机 (3) 应保持眼部较为湿润 (4) 局部按摩放松眼部肌肉 (5) 应尽量保持乐观、放松的心情 (6) 工作之余适量户外活动 (7) 日常饮食中搭配胡萝卜、奶酪、蓝莓和香蕉	

（三）学习结果评价

发热症状分辨如表5-7-4所示。

表5-7-4 学习结果评价表

序号	评价内容	配分	评分标准	自评	互评	考评	均分
1	是否对"症"用药	50	(1) 考虑因素:性别、年龄、家族史、疾病史、用药史、生活方式等10分 (2) 根据症状表现推荐正确的药品40分				
2	是否正确指导用药	30	(1) 服用方法5分 (2) 服用剂量10分 (3) 药物不良反应5分 (4) 药物禁忌5分 (5) 药品贮藏5分				
3	是否正确开展健康教育	20	(1) 正确认识疾病5分 (2) 避免连续长时间过度用眼5分 (3) 预防感染5分 (4) 饮食指导5分				
合计							

"桂十味"道地药材

广西药材资源丰富,是我国中医药资源大省,拥有极具特色的壮、瑶等少数民族医药资源。为了发挥广西生态与中医药资源优势,推进广西道地药材规范化、规模化和品牌化建设,广西中医药管理局等八部门印发《自治区中医药局等八部门关于公布"桂十味"道地药材及区域特色药材品种的通知》(桂中医药规划发〔2021〕1号),最终确定了10种道地药材作为"桂十味"品种,分别为肉桂(含桂枝)、罗汉果、八角、广西莪术(含桂郁金)、龙眼肉(桂圆)、山豆根、鸡血藤、鸡骨草、两面针、广地龙。肉桂主产于广西防城港,具有补火助阳,引火归元,散寒止痛,温通经脉的功效。罗汉果主产于广西桂林,具有清热润肺,利咽开音,滑肠通便的功效。八角主产于广西左江、右江等地,具有温阳散寒,理气止痛的功效。广西莪术主产于钦州灵山、玉林博白等地,具有行气破血,消积止痛的功效。龙眼肉主产于玉林、贵港等地,具有补益心脾,养血安神的功效。山豆根主产于河池、百色等地,具有清热解毒,消肿利咽的功效。鸡血藤主产于广西南宁、柳州等地,具有活血补血,调经止痛,舒筋活络的功效。鸡骨草主产于广西玉林,具有利湿退黄,清热解毒,疏肝止痛的功效。两面针主产于广西南宁、藤县等地,具有活血化瘀,行气止痛,祛风通络,解毒消肿的功效。广地龙主产于钦州、贵港等地,具有清热定惊、通络、平喘、利尿的功效。

"桂十味"道地药材的遴选遵守"一脉相承,古今皆同""质量稳定,精益求精""物随地变,满足需求""时移物易,择优而用"的原则,坚持道地性与临床应用相结合,独特性与先进性相结合,绿色发展和富民惠民相结合,优先选择有利于中药材产业可持续发展的药材品种,它们深藏于广西的好山好水之间,自古以来为先民所用,疗疾去苦,护佑百姓健康,并在现代中医药民族医药的发展中美名远扬。

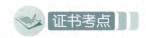

请扫描二维码

练一练

(夏 梦、陈艳华、李 健)

数字资源

工作任务6-1 感冒的用药推荐

岗位情境

  小张最近升任某公司的销售部经理,工作更加繁忙,经常出差。1周以来,天气温差较大,小张出现咳嗽、流清涕、鼻塞严重、晨起头痛,测得体温38.6℃,身体乏力,提不起精神。小张到药店咨询,药店店员小王热情地接待了小张。

  思考:药店店员小王应该如何推荐药品和开展健康教育呢?

学习目标

知识目标
- 掌握感冒的药品推荐、用药指导及健康教育。
- 熟悉感冒的概念、临床表现及类型。

能力目标
- 能分辨感冒的临床表现。
- 能准确开展感冒的用药指导和健康教育。

素质目标
- 具备诚心守护老百姓健康的工作态度。

药德榜样

  一天晚上,李药师正常在药店上班,她接到一个电话,一位年轻的女士带着哭腔焦急地询问:"你们能送药上门吗?"李药师一边安慰顾客一边询问情况。原来是住在药店附近小区的一位年轻妈妈,她刚3岁的孩子因为感冒高热不退,并伴有抽搐症状,而家里只有她和孩子两人,希望药店里能帮忙送退热药。

  李药师详细询问孩子病情和住址后,立刻带上药物赶往顾客家中。一路上,李药师通过电话指导这位顾客,例如用湿毛巾给孩子进行物理降温等紧急处置。药物送到顾客手中后,她又详细指导用药,并专门叮嘱如果服药后症状不见好转要及时拨打"120"急救电话。大约三四天后,这位年轻的妈妈带着孩子专程来到店里对李药师表示感谢。这让李药师心里感觉暖暖的,李药师说:"守护老百姓的健康,是我们药师的职责,用一片诚心去对待每一位顾客。"

职业能力 6-1-1 分辨感冒的临床表现

一、基本知识

(一)概念

感冒是由呼吸道病毒引起的上呼吸道(主要是鼻、咽部)感染性疾病,一年四季均可发病,尤以冬、春季较为多见。其易感人群为儿童、老年人、体质虚弱、营养不良、妊娠期妇女以及生活规律紊乱等人群。

(二)分类

1. 西医感冒分型 西医一般将感冒分为普通感冒(感冒)和流行性感冒(流感)两种类型。普通感冒最为常见,发病率高,影响人群面广,虽有自限性,但常常伴有并发症。流行性感冒是由流感病毒引起的急性呼吸道传染病,发病有季节性,北方常在冬季,南方多在冬春两季,主要通过飞沫传播,详见表 6-1-1。

表 6-1-1 西医感冒常见症状

分型	常见症状	特点
普通感冒	早期症状主要以鼻部卡他症状为主,早期有打喷嚏、鼻塞、流清水样鼻涕;初期也可有咽部不适或咽干、咽痒或烧灼感;2~3 天后变为黏稠鼻涕,可有咽痛或声音嘶哑,有时由于咽鼓管炎可出现听力减退,也可出现流泪、味觉迟钝、呼吸不畅、咳嗽、少量咳痰等症状;一般没有发热及全身症状,或仅有低热。严重者除发热外,可感乏力不适、畏寒或寒战、四肢酸痛、头痛及食欲不振等全身症状	季节交替和冬、春季;无并发症的普通感冒一般 5~7 天后可痊愈;老年人和儿童容易出现感冒并发症
流行性感冒	潜伏期一般 1~7 天,多为 2~4 天;以发热、头痛、肌痛和全身不适起病,体温可达 39~40℃;畏寒、寒战,多有肌肉与关节酸痛、乏力、食欲减退等全身症状;常有咽喉痛、干咳、鼻塞、流涕、胸骨后不适,面色潮红、眼结膜充血等	3~4 天后体温逐渐降至正常,全身症状好转,咳嗽与体力恢复需要较长时间

2. 中医感冒分型 中医一般将感冒分为风寒型、风热型和暑湿型 3 种类型,详见表 6-1-2。

表6-1-2　中医感冒常见症状

分型	常见症状	特点
风寒型感冒	畏寒低热、鼻塞、流清涕、打喷嚏、咳嗽、吐稀白痰、头痛、肌肉疼痛、无汗、咽喉红肿疼痛等	多发于冬春季
风热型感冒	高热不退、头胀痛、面红目赤、咽喉肿痛、鼻流黄涕、咳嗽、痰黏或黄稠、口渴喜饮等	四季都可发生
暑湿型感冒	发热、汗出不畅、头昏脑涨、身重倦怠、恶心、呕吐、腹泻、腹胀痛等	多发于夏天暑热季节

（三）临床表现

由于病毒变异性大,传播性强,极易引起暴发和流行。儿童、老年人、营养不良者、免疫功能低下者为易感人群。感冒时,表现为头痛、四肢痛、乏力、全身酸痛、食欲缺乏和发热(一般不超过39℃)等全身症状,常伴有鼻咽部和下呼吸道的局部症状。初起时主要表现为鼻部症状,如鼻塞、喷嚏、流清水样鼻涕,也有咽干、咽喉肿痛等;进展期主要表现为下呼吸道症状,如声音嘶哑、咳嗽、胸痛等。

二、赛前演练

（一）演练任务

小张,男,46岁,公交车司机。1天前因受凉出现畏寒低热、鼻塞、流清涕、打喷嚏、咳嗽、吐稀白痰、头痛、肌肉疼痛、无汗的症状。

任务:请根据患者临床表现分辨病症。

（二）感冒类型分辨适用表

感冒类型分辨如表6-1-3所示。

表6-1-3　感冒类型分辨适用表

序号	症状	判断标准	判断结果
1	畏寒低热、鼻塞、流清涕、打喷嚏、咳嗽、吐稀白痰、头痛、肌肉疼痛、无汗、咽喉红肿疼痛等	(1) 畏寒低热 (2) 流清鼻涕 (3) 白痰无汗 (4) 冬春多见	风寒型感冒
2	高热不退、头胀痛、面红目赤、咽喉肿痛、鼻流黄涕、咳嗽、痰黏或黄稠、口渴喜饮等	(1) 高热不退 (2) 流黄鼻涕 (3) 痰黄黏稠 (4) 口渴喜饮	风热型感冒
3	发热、汗出不畅、头昏脑涨、身重倦怠、恶心、呕吐、腹泻、腹胀痛等	(1) 发热头昏 (2) 汗出不畅 (3) 身重倦怠 (4) 胃肠症状 (5) 夏季多发	暑湿型感冒

（三）学习结果评价

学习结果评价如表6-1-4所示。

表6-1-4　学习结果评价表

序号	评价内容	配分	评分标准	自评	互评	考评	均分
1	接待顾客	10	(1) 仪容仪表5分 (2) 积极主动接待顾客,热情招呼5分				
2	听主诉	10	(1) 耐心、认真聆听10分 (2) 打断主诉或未听完整扣5分				
3	询问症状	40	(1) 询问顾客的具体症状10分 (2) 询问疾病史、用药史、过敏史、就诊史10分 (3) 询问顾客是否测量体温10分 (4) 询问顾客是否有鼻咽部和下呼吸道的局部症状10分				
4	结论	40	能够准确判断案例中患者的疾病40分				
			合计				

职业能力6-1-2　准确开展感冒的用药指导和健康教育

一、常用治疗感冒的药物

常用于治疗感冒的药物有化学药和中成药两类,在指导患者用药时,常将化学药与中成药联合使用。

（一）化学药

治疗感冒的药物主要针对感冒引起的头痛、发热等症状,以减轻患者痛苦、缩短病程并预防并发症。可采用复方制剂治疗复杂多样的感冒症状,复方制剂主要包括解热镇痛药、减轻鼻黏膜充血药、镇咳药和抗组胺药这4种成分。此外,有些复方制剂含有中枢兴奋药、菠萝蛋白酶、人工牛黄或葡萄糖酸锌等。

1. 解热镇痛药　主要有布洛芬、对乙酰氨基酚和阿司匹林等,可迅速缓解感冒引起的发热、头痛、关节痛、全身肌肉酸痛等症状。

2. 减轻鼻黏膜充血药　主要有伪麻黄碱、麻黄碱等,可减轻鼻窦、鼻腔黏膜血管充血、缓解鼻塞症状。

3. 抗组胺药　主要有氯雷他定、苯海拉明、氯苯那敏(扑尔敏)等,可缓解打喷嚏、流鼻涕、流眼泪等卡他症状。

4. 镇咳药　主要有右美沙芬,可缓解咳嗽症状。

5. 菠萝蛋白酶　能够改善局部体液循环,具有抗炎、消除水肿的作用。

6. 抗病毒药　常用的有利巴韦林、金刚烷胺和奥司他韦,金刚烷胺常为复方制剂中的成分之一。奥司他韦常用于治疗流行性感冒,尤其适用于在流感症状开始的第一天或第二天。

7. 中枢兴奋药 常用的有咖啡因,可加强解热镇痛药的疗效和抵消抗组胺药引起的嗜睡作用。

8. 其他 人工牛黄有解热镇静及协同解热镇痛药等作用。葡萄糖酸锌可提高机体抗病毒的能力。如患者伴有细菌感染引起咳嗽,高热时应及时加用抗微生物药和镇咳祛痰药。

(二)中成药

根据中医辨证论治的观点对证选药。

1. 风寒型感冒药

(1)风寒感冒颗粒:解表发汗,疏风散寒。用于风寒感冒,发热,头痛,恶寒,无汗,咳嗽,鼻塞,流清涕。

(2)九味羌活丸:疏风解表,散寒除湿。用于外感风寒挟湿所致的感冒,症见恶寒、发热、无汗、头重而痛、肢体酸痛。

(3)通宣理肺丸:解表散寒,宣肺止咳。用于风寒束表、肺气不宣所致的感冒咳嗽,症见发热、恶寒、咳嗽、鼻塞流涕、头痛、无汗、肢体酸痛。

(4)感冒清热颗粒:疏风散寒,解表清热。用于风寒感冒,头痛发热,恶寒身痛,鼻流清涕,咳嗽咽干。

2. 风热型感冒药

(1)桑菊感冒片:疏风清热,宣肺止咳。用于风热感冒初起,头痛,咳嗽,口干,咽痛。

(2)双黄连口服液:疏风解表,清热解毒。用于外感风热所致的感冒,症见发热、咳嗽、咽痛。

(3)清热解毒口服液:清热解毒。用于热毒壅盛所致发热面赤,烦躁口渴,咽喉肿痛;流感、上呼吸道感染见上述证候者。

(4)板蓝根颗粒:清热解毒,凉血利咽。用于肺胃热盛所致的咽喉肿痛、口咽干燥;急性扁桃体炎见上述证候者。

(5)连花清瘟胶囊:清瘟解毒,宣肺泄热。用于治疗流行性感冒属热毒袭肺证,症见:发热或高热、恶寒、肌肉酸痛、鼻塞流涕、咳嗽、头痛、咽干咽痛、舌偏红、苔黄或黄腻等。

3. 暑湿型感冒药

(1)藿香正气水:解表化湿,理气和中。用于外感风寒、内伤湿滞或夏伤暑湿所致的感冒,症见头痛昏重、胸膈痞闷、脘腹胀痛、呕吐泄泻;胃肠型感冒见上述证候者。

(2)六合定中丸:祛暑除湿,和胃消食。用于暑湿感冒,恶寒发热,头痛,胸闷,恶心呕吐,不思饮食,腹痛泄泻。

(3)四正丸:祛暑解表,化湿止泻。用于内伤湿滞,外感风寒,头晕身重,恶寒发热,恶心呕吐,饮食无味,腹胀泄泻。

二、常用治疗感冒药物的用药指导

(一)合理选择药物

合理选用必要的抗感冒药。使用前要仔细阅读说明书,以了解药物组分,避免重复用药和药物过敏等不良反应。切忌盲目合用感冒药。中成药的选用要注意中医的感冒分型,根据辨证施治的原则,不同类型的感冒选用不同的中成药治疗。

（二）用药注意事项

（1）服用感冒药治疗不得超过 7 天,病情仍不好转,需及时就医。

（2）麻黄碱滴鼻剂治疗鼻黏膜肿胀不宜超过 3 日,否则可产生"反跳"现象,出现更为严重的鼻塞。

（3）藿香正气水在服药期间忌烟、酒,饮食宜清淡,因含乙醇 40%～50%,服药后不宜驾驶机、车、船,不宜从事高空作业、机械作业及操作精密仪器;对本品及酒精过敏者禁用,过敏体质者慎用;本品不宜长期服用,服药 3 天症状无缓解或吐泻严重者应及时去医院就诊。

（4）心脏病、高血压病、糖尿病患者感冒时慎用含有伪麻黄碱的药物。

（三）特殊人群用药注意事项

以下人群需要特别注意,应及时就医,在医生指导下用药。

（1）伴有慢性疾病正在服用药物者,如心脏病、高血压病、甲亢、青光眼、糖尿病、前列腺增生等。

（2）体弱的老年人、婴幼儿患者,应在医生的指导下用药,切不可盲目用药,以免产生意外,如病程 3 天不愈或是症状比较严重,停药就诊。

（3）妊娠期妇女(尤其是孕期前 4 周),药物对孕早期胎儿器官形成有一定的影响,最好不用药或在医师指导下用药。

（4）从事驾车、高空作业或操作精密仪器者工作期间避免使用含有抗组胺药的感冒药。

三、健康教育

1. 重在预防　勤开窗通风换气,保持室内空气清新,是预防感冒最为简便、有效的办法。加强锻炼、增强体质、生活饮食规律、改善营养,避免受凉和过度劳累,有助于降低易感性,可预防感冒。

2. 防止交叉感染　养成良好的卫生习惯,注意用手卫生,勤洗手;注意感冒患者的隔离,以防止交叉感染;流感季节尽量避免到一些人多的公共场所。

3. 生活指导　避免饮食生冷、辛辣食物,要多饮水,保证营养。最好以清淡、细软的食物为主。不能服用人参或西洋参,否则会使症状加重。要注意休息,忌剧烈运动,防止心肌炎、肺炎等并发症。

四、赛前演练

（一）演练任务

小张,男,46 岁,公交司机。1 天前因受凉出现畏寒低热、鼻塞、流清涕、打喷嚏、咳嗽、吐稀白痰、头痛、肌肉疼痛、无汗的症状。

任务:能正确推荐药物并给予用药指导和健康教育。

（二）操作步骤

操作步骤如表 6-1-5 所示。

表6-1-5 操作步骤表

序号	操作步骤	操作标准	注意事项
1	正确推荐药物	推荐西药或者中成药: (1)西药氯雷他定片 (2)中成药风寒感冒颗粒 以上均可联合使用维生素C含片	对"病"用药:患者为风寒感冒合并打喷嚏、流清鼻涕等卡他症状
2	用药指导	(1)氯雷他定片:一日1次,一次1片(10 mg);遮光,密封保存 (2)风寒感冒颗粒:一日3次,一次1袋,开水冲服,密闭、防潮保存 (3)维生素C含片:一日1~2次,一次1片,含服,遮光,密封,在阴凉干燥处保存	应餐后服用,避免胃肠道不适;用药不得超过7天,病情仍不见好转,应及时就医
3	对患者进行健康教育	(1)重在预防:勤通风、勤锻炼,避免受凉和过度劳累 (2)防止交叉感染:注意个人卫生,避免到人多的公共场所 (3)生活指导:多饮热水,饮食宜清淡,保证营养	忌服用滋补品,以免影响治疗效果;忌剧烈运动,以免诱发心肌炎、肺炎等

（三）学习结果评价

学习结果评价如表6-1-6所示。

表6-1-6 学习结果评价表

序号	评价内容	配分	评分标准	自评	互评	考评	均分
1	是否对"病"用药	50	(1)考虑因素:性别、年龄、家族史、疾病史、用药史、生活方式等10分 (2)根据症状表现推荐正确的药品20分 (3)联合用药20分				
2	是否正确指导用药	30	(1)服用方法5分 (2)服用剂量5分 (3)药物不良反应5分 (4)药物禁忌5分 (5)药品贮藏5分 (6)特殊人群服药注意事项5分				
3	是否正确开展健康教育	20	(1)正确认识疾病5分 (2)重在预防5分 (3)防止交叉感染5分 (4)饮食指导5分				
合计							

工作任务 6-2　消化性溃疡的用药指导

 岗位情境

　　王大妈,近1周来反复出现"肚子痛""吐酸水",疼痛常在两餐之间出现,曾自服莨菪浸膏片,疼痛有所缓解,但上述症状反复出现。经检查,医院诊断其为胃溃疡,王大妈拿医师处方来药店购药。药店店员小李与王大妈聊天得知王大妈患有类风湿关节炎20余年,常年服用布洛芬片。

　　思考:药店店员小李应该如何做好相应药物的用药指导及合理的健康教育?

知识目标
- 掌握消化性溃疡的药品推荐、用药指导及健康教育。
- 熟悉消化性溃疡的概念和临床表现。
- 了解消化性溃疡病因。

能力目标
- 能分辨消化性溃疡的临床表现。
- 能准确开展消化性溃疡的用药指导和健康教育。

素质目标
- 具备科学严谨的工作作风和守护健康的职业素养。

药德榜样

　　有一天,一位老奶奶拿着处方购买奥美拉唑肠溶胶囊,并问:"我能不能把胶囊打开,直接吃里面的药粉? 是不是更有利于药物的吸收?"王药师耐心地为老奶奶讲解:"奥美拉唑肠溶胶囊,不是通过胃吸收的,而是在小肠中吸收的,一旦打开胶囊吃药粉会影响疗效。"患者疑惑地问:"听说这个药品效果好,是不是吃一次就好了?"王药师又进一步向老奶奶解释道:"根据您的处方上的诊断,您是消化性溃疡,您的治疗疗程较长。"王药师继续认真地讲解消化性溃疡的知识及治疗药物的正确服用方法,最后还开展了健康教育。

　　王药师不仅非常有耐心地解答老奶奶的疑问,还悉心为老奶奶进行用药指导和健康教育。王药师作为药店工作人员,默默地守护着老百姓的健康,真正履行了指导患者科学用药的职责,赢得了患者的认可。

职业能力6-2-1　分辨消化性溃疡的临床表现

一、基本知识

（一）概念
消化性溃疡主要指发生在胃和十二指肠的慢性溃疡，是一种多因素疾病。

（二）病因
消化性溃疡已知的主要病因有幽门螺杆菌（Hp）感染和服用非甾体抗炎药。吸烟、应激反应、长期精神紧张、饮食不规律等，是消化性溃疡常见的发病诱因。

（三）临床表现
十二指肠溃疡好发于青壮年，而胃溃疡好发于中老年。消化性溃疡的临床症状主要是上腹痛，其中胃溃疡和十二指肠溃疡的上腹痛症状特点不同，详见表6-2-1。临床主要依靠胃镜和X线钡餐检查明确诊断，幽门螺杆菌监测常作为抗幽门螺杆菌治疗的依据和疗效观察指标。

表6-2-1　胃溃疡和十二指肠溃疡的上腹痛特点比较表

异同点		胃溃疡	十二指肠溃疡
不同点	疼痛部位	中上腹部或剑突下和剑突下偏左	中上腹部或中上腹部偏右
	疼痛时间	常在餐后1小时内发生，经1～2小时后缓解	常发生在两餐之间，进食后缓解，又称饥饿痛，部分出现夜间疼痛
	疼痛规律	进食—疼痛—缓解	疼痛—进食—缓解
相同点	慢性病程	病程可达数年，有的甚至数十年	
	周期性	呈发作—缓解周期性交替，以春秋季发作多见	
	疼痛性质	多呈钝痛、烧灼痛、胀痛或饥饿样不适，一般为轻中度持续性疼痛，可以耐受	

消化性溃疡治疗的目的是消除病因、缓解病症、愈合溃疡、防止复发和防治并发症。消化性溃疡治疗主要包括一般治疗、药物治疗、并发症治疗、手术治疗。

二、赛前演练

（一）演练任务
王大妈，近1周来反复出现"肚子痛""吐酸水"，疼痛常在两餐之间出现，曾自服莨菪浸膏片，疼痛有所缓解，但上述症状反复出现，经检查，医院确诊为胃溃疡、Hp感染。

任务：请根据患者临床表现分辨病症。

（二）消化性溃疡类型分辨适用表
消化性溃疡类型分辨如表6-2-2所示。

表 6-2-2　消化性溃疡类型分辨适用表

序号	症状	判断标准	判断结果
1	中腹部或剑突下和剑突下偏左疼痛； 餐后 1 小时内发生,经 1～2 小时后缓解； 疼痛规律:进食—疼痛—缓解	(1) 中腹部、剑突下偏左 (2) 餐后 1 小时内疼痛 (3) 疼痛 1～2 小时后缓解	胃溃疡
2	中上腹部或中上腹部偏右疼痛； 两餐之间,进食后缓解,又称饥饿痛,部分出现夜间疼痛； 疼痛规律:疼痛—进食—缓解	(1) 中上腹、中上腹部偏右 (2) 两餐之间 (3) 餐后缓解	十二指肠溃疡

（三）学习结果评价

学习结果评价如表 6-2-3 所示。

表 6-2-3　学习结果评价表

序号	评价内容	配分	评分标准	自评	互评	考评	均分
1	接待顾客	10	(1) 仪容仪表 5 分 (2) 积极主动接待顾客,热情招呼 5 分				
2	听主诉	10	(1) 耐心、认真聆听 10 分 (2) 打断主诉或未听完整扣 5 分				
3	询问症状	40	(1) 询问顾客的具体症状 10 分 (2) 询问疾病史、用药史、过敏史、就诊史 10 分 (3) 询问顾客家人是否患有因幽门螺杆菌感染导致的消化性溃疡疾病 10 分 (4) 询问顾客是否服用非甾体抗炎药 10 分				
4	结论	40	能够准确判断案例中患者的症状 40 分				
合计							

职业能力 6-2-2　准确开展消化性溃疡的用药指导和健康教育

一、常用治疗消化性溃疡的药物

治疗消化性溃疡的常规药物包括抗酸药、抑酸药和胃黏膜保护药,主要起缓解症状和促进溃疡愈合的作用,常与根除幽门螺杆菌治疗联合用药。

（一）化学药

1. 抗酸药　常用抗酸药物主要有铝碳酸镁、碳酸氢钠、氢氧化铝、三硅酸镁。此类药物可中和胃酸,抑制胃蛋白酶活性,迅速缓解溃疡疼痛,消除胃酸对胃黏膜的刺激性损害,常作为缓解溃疡疼痛的辅助治疗，多在餐后 1～2 小时及睡前服用。长期服用铝剂可致骨质疏松，为减轻不良反应常用其复方制剂。

铝碳酸镁适用于胃及十二指肠溃疡，急慢性胃炎，胆汁反流性胃炎，食管炎，以及非溃疡性消化不良。症见胃灼痛、反酸、胃灼热感（烧心）、饱胀、早饱、恶心、呕吐等。

2. 抑酸药　是缓解消化性溃疡症状、愈合溃疡的最主要药物。

H_2 受体拮抗剂（H_2RA）：常用 H_2 受体拮抗剂主要有西咪替丁、雷尼替丁和法莫替丁等。常作为一般性溃疡活动期的首选治疗、根除幽门螺杆菌疗程结束后的后续治疗，通过阻断组胺与 H_2 受体的结合，从而抑制食物、组胺及胃泌素引起的胃酸分泌，达到治疗溃疡的目的。多在餐中、餐后或睡前服用，若需同时服用抗酸药，二者用药间隔应在 1 小时以上。

西咪替丁用于治疗十二指肠溃疡、胃溃疡、反流性食管炎、应激性溃疡及卓-艾氏综合征（胃泌素瘤）。

雷尼替丁用于缓解胃酸过多所致的胃痛、胃灼热感（烧心）、反酸。8 岁以下儿童、孕妇及哺乳期妇女禁用。

法莫替丁用于缓解胃酸过多所致的胃痛、胃灼热感（烧心）、反酸。

质子泵抑制剂（PPI）：可推荐使用的药物有奥美拉唑、泮托拉唑、兰索拉唑和雷贝拉唑等。此类药物特别适用于难治性溃疡或非甾体抗炎药溃疡患者不能停用非甾体抗炎药时的治疗，还是根除幽门螺杆菌治疗方案中最常用的基础药物；作用于胃壁细胞胃酸分泌的关键酶——H^+/K^+ - ATP 酶而抑制胃酸分泌，抑酸作用比 H_2 受体拮抗剂更强且作用持久，是目前抑制胃酸分泌效果最强的药物；质子泵抑制剂宜在早、晚餐前服用。

奥美拉唑适用于胃溃疡、十二指肠溃疡、胃食管反流病和卓-艾氏综合征。

泮托拉唑适用于十二指肠溃疡、胃溃疡和中、重度反流性食管炎。泮托拉唑不用于治疗病变轻微的胃肠道疾患，如神经性消化不良。在应用泮托拉唑治疗胃溃疡前，须除外胃与食道的恶性病变，以免因症状缓解而延误诊断。

胃泌素受体拮抗剂：可选用的药物有丙谷胺。餐前 15 分钟服用，不良反应较少，偶有口干、便秘、瘙痒、失眠、腹胀、下肢酸胀等，一般不需处理；胆囊管及胆道完全梗阻的患者禁用。

3. 胃黏膜保护药

铝剂：例如硫酸铝凝胶、硫糖铝，主要不良反应为便秘，偶有口干、恶心、皮疹等，多在餐前 1 小时及睡前嚼碎后服用，不宜与牛奶、抗酸药同服；连续用药不宜超过 8 周。硫酸铝凝胶能缓解胃酸过多引起的反酸等症状，适用于胃及十二指肠溃疡及反流性食管炎等酸相关性疾病的抗酸治疗。

前列腺素类似物：可推荐使用米索前列醇，是防治非甾体抗炎药所致溃疡的最有效药物之一，宜在餐前半小时或临睡前服用。米索前列醇用于治疗十二指肠溃疡和胃溃疡，包括关节炎患者因为服用非甾体类消炎药所引起的十二指肠溃疡和胃溃疡，保障其仍可继续使用非甾体类消炎药治疗。还可用于预防使用非甾体类消炎药所引起的溃疡。妊娠期妇女、青光眼、哮喘及过敏体质者禁用。

铋剂：例如胶体果胶铋、铝酸铋和枸橼酸铋钾等，餐前半小时或临睡前服用。可在胃黏膜上形成保护薄膜，并能刺激胃黏膜上皮细胞分泌黏液，增强对黏膜的保护作用，有些药物还能杀灭螺门螺杆菌，促进愈合。胶体果胶铋适用于胃及十二指肠溃疡，慢性胃炎。与抗生素联合，用于胃幽门螺杆菌的根除治疗。

药店零售与服务技术

（二）中成药

1. 胃康灵颗粒　柔肝和胃，散瘀止血，缓急止痛，去腐生新。用于肝胃不和、瘀血阻络所致的胃脘疼痛、连及两胁、嗳气、泛酸；急、慢性胃炎，胃、十二指肠溃疡，胃出血见上述证候者。

2. 三九胃泰颗粒　清热燥湿，行气活血，柔肝止痛，消炎止痛，理气健胃。用于上腹隐痛，饱胀，反酸，恶心，呕吐，纳减，心口嘈杂。

3. 胃苏颗粒　理气消胀，和胃止痛。主治气滞型胃脘痛，症见胃脘胀痛，窜及两肋，得嗳气或矢气则舒，情绪郁怒则加重，胸闷食少，排便不畅及慢性胃炎见上述证候者。

（三）根除幽门螺杆菌药物

根除幽门螺杆菌治疗是幽门螺杆菌所致的消化性溃疡患者的基本治疗，也是溃疡愈合和预防复发的有效措施。

由于大多数抗生素在胃酸环境中活性较低，且不能穿透黏液层而作用于细菌，故单一药物治疗效果较差，提倡联合用药治疗（表6-2-4）。目前推荐"三联治疗方案"即"PPI或铋剂选1种＋抗生素2种"，或者推荐"四联治疗方案"即"PPI选1种＋铋剂选1种＋抗生素2种"。

表6-2-4　根除幽门螺杆菌药物

种类及药物		常用剂量	用药指导
PPI	奥美拉唑	40 mg/d	根除幽门螺杆菌治疗三联方案时PPI或铋剂选1种，四联方案时PPI、铋剂各选1种
	兰索拉唑	60 mg/d	
	雷贝拉唑	20 mg/d	
	泮托拉唑	40 mg/d	
铋剂	枸橼酸铋钾	480 mg/d	
	胶体果胶铋	600 mg/d	
抗生素	克拉霉素	0.5～1.0 g/d	根除幽门螺杆菌时从中选2种抗生素类药，并配合PPI、铋剂任选1种（三联方案）或各选1种（四联方案）；抗生素类药大都有恶心、呕吐、食欲不振等消化道不良反应，为减轻胃肠刺激应在餐后立即服用；阿莫西林用药前应做青霉素皮试，用药中要注意有无迟发性过敏反应的发生，如皮疹等
	阿莫西林	1.0～2.0 g/d	
	甲硝唑	800 mg/d	
	左氧氟沙星	0.5 g/d	
	呋喃唑酮	0.2 g/d	

二、常用治疗消化性溃疡药物的用药指导

（一）合理选择药物

未感染幽门螺杆菌溃疡病患者，一般按常规服用PPI、H_2RA等抑制胃酸分泌的药物以及胃黏膜保护药。十二指肠溃疡患者给予PPI治疗疗程为2～4周，或予H_2RA治疗疗程为4～6周；胃溃疡患者予PPI治疗疗程为4～6周，或予H_2RA治疗疗程为6～8周。对合并幽门螺杆菌感染者必须联合用药治疗，常采用"三联治疗方案"即"PPI或铋剂选1种＋抗生

6-012

素2种",疗程为1～2周。在根除幽门螺杆菌疗程结束后,还需要继续给予一个常规疗程的抗溃疡治疗,尤其适用有并发症或溃疡面积大的患者。

（二）用药注意事项

1. 坚持用药　提醒患者在确定方案后,必须坚持用药,其间不宜更换药物,疗程结束后及时复查。

2. 维持治疗　消化性溃疡愈合后,大多数患者可以停药,对反复发作、幽门螺杆菌检测阴性及合并多种伤害或伴有严重并发症的患者,可以按照原治疗方案进行治疗。

3. 避免使用的药物　消化性溃疡患者要注意避免同时使用对胃、十二指肠黏膜有损伤作用的药物,如阿司匹林、吲哚美辛、保泰松、红霉素、甲硝唑、糖皮质激素、抗肿瘤药物和抗凝血药物等,若需要同时使用,请在医师指导下进行。

4. 不宜同时服用　抗酸药不应与酸性食物及饮料同时服用,还应避免与牛奶同时服用,因二者可相互作用形成络合物。H_2 受体拮抗剂可增强华法林、苯妥英钠、茶碱等药物的作用,妊娠、哺乳期妇女禁用,不宜与促胃动力药多潘立酮、西沙必利合用。服用铋剂后粪便可变黑,因过量蓄积引起神经毒性,不易长期服用,孕妇、哺乳期妇女、严重肾功能不全者禁用。质子泵抑制剂禁用于对本品过敏者、严重肾功能不全者及婴幼儿。

三、健康教育

1. 了解疾病　向患者及家属解释引起消化性溃疡的病因和诱因,病因以幽门螺杆菌感染和服用非甾体抗炎药最常见,溃疡发生是黏膜侵袭因素和防御因素失去平衡的结果,胃酸在溃疡形成中起关键作用。

2. 定期监测　用药期间,应注意药物的不良反应,出现不良反应及时到医院就诊,同时应定期复查。胃镜是确诊消化性溃疡和随访复查判断消化性溃疡疗效的首选方法,多采用非侵入性的 ^{13}C 或 ^{14}C 尿素呼气试验检测幽门螺杆菌。也可在使用胃镜检查溃疡治疗效果的同时进行活检,作尿素酶和（或）组织学检查。

一般应在根除幽门螺杆菌治疗后至少4周复查幽门螺杆菌,对复查仍有幽门螺杆菌感染的患者,则常用"四联治疗方案"。对于"三联治疗方案"失败改用"四联治疗方案"时,为减少耐药尽量避免应用甲硝唑。选用抗生素类药治疗前,提倡先作药物敏感试验,对根除治疗失败者,再次治疗前先作药敏试验,根据药敏试验结果选用对应有效的药物。

3. 饮食治疗　做到清淡细软饮食,定时定量,少食多餐,细嚼慢咽。禁忌饥饱不定、暴饮暴食,避免浓茶、咖啡、浓肉汤、过酸的水果及煎炸食品,避免生、冷、硬、辛辣刺激性食物,应忌烟酒。预防幽门螺杆菌感染,首先要切断细菌传染途径,避免口-口传播,餐具定时消毒,饭前便后要洗手,多人共同进餐时提倡分食制。

4. 运动治疗　生活规律,劳逸结合。病变活动期或有并发症时,保证充足的睡眠和休息。工作勿过度劳累,适当锻炼,增强体质。

5. 防治并发症　指导患者能够认识并发症的临床表现和危害并及时就诊,避免延误病情。若出现呕血及黑便,考虑发生出血并发症;若出现恶心、呕吐,呕吐物含发酵酸性宿食,考虑发生幽门梗阻;若突发腹痛加重,腹肌紧张、板状腹等弥漫性腹膜炎表现,则考虑发生穿孔;对中年以上患者,疼痛持久而失去原来的规律性,厌食,消瘦,大便隐血试验持续阳性,则应警惕有癌变的可能。

四、赛前演练

(一)演练任务

王大妈,近1周来反复出现"肚子痛""吐酸水",疼痛常在两餐之间出现,曾自服莨菪浸膏片,疼痛有所缓解,但上述症状反复出现,经检查,医院确诊为胃溃疡、Hp感染。

任务:能正确推荐药物并给予用药指导和健康教育。

(二)操作步骤

操作步骤如表6-2-5所示。

表6-2-5 操作步骤表

序号	操作步骤	操作标准	注意事项
1	正确推荐药物	推荐西药或者联合使用中成药: (1)西药奥美拉唑、克拉霉素和阿莫西林3种联合使用 (2)胃康灵颗粒	对"病"用药:医院诊断为胃溃疡、Hp感染,采用"三联治疗方案"
2	用药指导	(1)奥美拉唑:一日2次,一次1片(20mg),早、晚餐前服用;克拉霉素:一日2次,一次2片(0.25g),置于室温(15~30℃)避光,密闭条件下保存;阿莫西林:一日2次,一次1粒(1g),早、晚餐后服用,遮光,密封保存 (2)胃康灵颗粒:一次1袋,一日3次,饭后服用,密封贮藏	奥美拉唑注意事项:常见不良反应有恶心、口干、腹泻、腹胀等,偶有疲乏、头晕、嗜睡的反应;抗生素类药大多有恶心、呕吐、食欲不振等消化道不良反应,为减轻胃肠刺激应在餐后立即服用
3	对患者进行健康教育	(1)介绍疾病:解释消化性溃疡的病因和诱因 (2)定期监测:根除幽门螺杆菌 (3)饮食指导:用药期间宜清淡饮食,切断细菌传染途径 (4)运动治疗:生活规律,劳逸结合 (5)防治并发症	幽门螺杆菌是消化性溃疡的主要病因,宜采用"三联治疗方案",需要坚持用药、维持长期治疗,从饮食和运动方面做好防御

(三)学习结果评价

学习结果评价如表6-2-6所示。

表6-2-6 学习结果评价表

序号	评价内容	配分	评分标准	自评	互评	考评	均分
1	是否对"病"用药	50	(1)考虑因素:性别、年龄、家族史、疾病史、用药史、生活方式等10分 (2)根据症状表现推荐正确的药品20分 (3)联合用药20分				

续　表

序号	评价内容	配分	评分标准	自评	互评	考评	均分
2	是否正确指导服药	30	（1）服用方法5分 （2）服用剂量5分 （3）药物不良反应5分 （4）药物禁忌5分 （5）药品贮藏5分 （6）特殊人群服药注意事项5分				
3	是否正确开展健康教育	20	（1）正确认识疾病5分 （2）定期监测5分 （3）饮食指导5分 （4）运动治疗5分				
合计							

（罗统勇、李　健、孙雪林）

工作任务 6-3 荨麻疹的用药推荐

岗位情境

患儿,女,5岁,午睡起来后发现身上出现部分小疙瘩,且有蔓延趋势。因孩子感觉瘙痒难忍,家长带孩子去医院就诊,医生诊断为荨麻疹。家长带患儿来到药店买药。

思考:药店店员小李应该推荐什么药给患儿呢? 小李应该如何做好用药指导及健康教育工作呢?

学习目标

知识目标
- 掌握常用治疗荨麻疹的药物、用药指导及荨麻疹的健康教育。
- 熟悉荨麻疹的概念和临床表现。
- 了解荨麻疹的病因。

能力目标
- 能分辨荨麻疹的临床表现。
- 能准确开展荨麻疹的用药指导和健康教育。

素质目标
- 具备人文关怀精神和运用专业知识守护健康的职业素养。

药德榜样

临近年关,药店的事情忙得不可开交,小李总是加班到深夜。在一个寒冷的夜晚,小李坚守在工作岗位上。一名顾客匆忙跑进药店说:"我身上起了好多鲜红色的风团,特别痒,痒得我都睡不着觉。"小李细心地查看了顾客的皮肤:"您白天吃过什么东西或者接触过什么物质吗?""晚上我和朋友聚餐的时候吃了很多虾蟹,其他的没有什么了。"小李听完顾客的陈述后马上推荐氯雷他定片内服,联合外用糠酸莫米松乳膏。顾客笑着说:"我以为这么晚都买不到药了,没想到你们药店的门还开着。"小李说:"不管寒冬的夜有多黑,我们药店的灯一直为有需要的人亮着。"

小李表示,在药店工作责任重大,在今后的工作中会继续恪守自己的职责,关怀患者、温暖百姓,默默守护健康,做一名让老百姓信赖的药店人。

职业能力 6-3-1　分辨荨麻疹的临床表现

一、基本知识

（一）概念

荨麻疹俗称风疹块，是由于皮肤、黏膜小血管扩张及渗透性增加而出现的一种局限性水肿反应。根据发生的频率及时间，分为急性和慢性。

（二）病因

急性荨麻疹常可找到病因，但慢性荨麻疹的病因多难以明确。荨麻疹的病因非常复杂，可由接触多种物质引起，包括食物及食物添加剂（动物性蛋白如鱼、虾、蟹、蛋类等，植物或水果类如杧果、胡桃、杏子等）、吸入物（花粉、动物皮屑、羽毛、尘螨、某些气体及真菌孢子等）、药物（阿司匹林、青霉素、吗啡、磺胺类药、血清制剂、疫苗等）、物理及化学因素（热、冷、日光和机械性刺激、摩擦压迫和某些化学物质的刺激）。此外，感染（细菌、真菌、病毒、原虫、寄生虫等感染）、昆虫叮咬（虱、跳蚤叮咬及黄蜂、蜜蜂、毛虫的毒刺刺入皮肤）、某些疾病（红斑狼疮、淋巴瘤、风湿热、代谢障碍、内分泌及胃肠功能失调等）、遗传因素及精神因素等也可引发。

（三）临床表现

荨麻疹主要临床表现为风团及不同程度的瘙痒，少数患者可合并血管性水肿。常突然发病，先感皮肤瘙痒，随即出现大小不等、形态不一、鲜红色或苍白色局限性块状风团，呈现圆形、椭圆形或不规则形，以孤立、散在或融合成一片状态出现。部分患者可伴有恶心、呕吐、头痛、头胀、腹痛、腹泻，严重患者还可有胸闷、不适、面色苍白、心率加速、脉搏细弱、血压下降、呼吸短促等全身症状。疾病于短期内痊愈者，称为急性荨麻疹。若反复发作达每周至少 2 次并连续 6 周以上者称为慢性荨麻疹。除了上述普通型荨麻疹，还有以下特殊类型的荨麻疹，不同类型荨麻疹其临床表现有一定的差异，见表 6-3-1。

表 6-3-1　荨麻疹的分类及临床表现

类型	临床表现
人工荨麻疹（皮肤划痕症）	机械性切力后 1～5 分钟内局部形成条状风团，患者在搔抓后，或在紧束的腰带、袜带等处局部起风团，瘙痒
冷接触性荨麻疹	遇到冷的物体、风、液体、空气等在接触部位发生瘙痒性的水肿和风团，多见于面部、手部，严重者其他部位也可以累及。可发生头痛、皮肤潮红、低血压，甚至昏厥
热接触性荨麻疹	皮肤局部受热后形成风团
日光性荨麻疹	暴露于紫外线或可见光后出现瘙痒、红斑和风团
延迟压力性荨麻疹	垂直受压后 30 分钟至 24 小时局部形成红斑样深部性水肿，可持续数天

续　表

类型	临床表现
震动性荨麻疹或血管性水肿	皮肤被震动刺激后数分钟出现局部红斑和水肿
胆碱能性荨麻疹	皮肤受产热刺激如运动、进辛辣食物、情绪激动时诱发的直径为 1～3 mm 的风团，周边有红晕，损害持续 30～90 分钟，或达数小时之久
水源性荨麻疹	接触水后诱发风团
接触性荨麻疹	皮肤接触一定物质后诱发瘙痒、红斑或风团

二、赛前演练

（一）演练任务

小王，男，35 岁，中午和同事聚餐食用了大量海鲜，下午工作期间突然出现皮肤瘙痒的症状，随即出现鲜红色的风团，而且有蔓延趋势。

任务：请根据患者临床表现分辨病症。

（二）荨麻疹类型分辨适用表

荨麻疹类型分辨如表 6 - 3 - 2 所示。

表 6 - 3 - 2　荨麻疹类型分辨适用表

序号	问诊症状	判断标准	判断结果
1	突然发病，接触多种物质引起，皮肤瘙痒，出现风团，有蔓延趋势	（1）皮肤瘙痒 （2）风团 （3）症状几天内消退 （4）可找到病因	急性荨麻疹
2	病因多难以明确，皮肤瘙痒，出现风团，反复发作达每周至少 2 次并连续 6 周以上	（1）皮肤瘙痒 （2）风团，每周至少发作 2 次 （3）持续 ≥6 周 （4）病因多难以明确	慢性荨麻疹

（三）学习结果评价

学习结果评价如表 6 - 3 - 3 所示。

表 6 - 3 - 3　学习结果评价表

序号	评价内容	配分	评分标准	自评	互评	考评	均分
1	接待顾客	10	（1）仪容仪表 5 分 （2）积极主动接待顾客，热情招呼 5 分				
2	听主诉	10	（1）耐心、认真聆听 10 分 （2）打断主诉或未听完整扣 5 分				

续　表

序号	评价内容	配分	评分标准	自评	互评	考评	均分
3	询问症状	40	（1）询问顾客身体不适的具体症状 10 分 （2）询问疾病史、用药史、过敏史、就诊史 10 分 （3）询问顾客是否接触过致敏原 10 分 （4）询问顾客是否服用过致敏食物或药物 10 分				
4	结论	40	能够准确判断案例中患者的疾病 40 分				
合计							

职业能力 6－3－2　准确开展荨麻疹的用药指导和健康教育

一、常用治疗荨麻疹的药物

急性荨麻疹的发病时间短,治疗比较简单,可选择抗过敏药物治疗。慢性荨麻疹比较顽固,容易反复发作,治疗一般是以提高患者自身免疫力为目的,多采用中药进行治疗,尤其是具有清热解毒功效的药物。

（一）化学药

《国家非处方药目录》收录的抗过敏药活性成分有盐酸异丙嗪、马来酸氯苯那敏、盐酸苯海拉明等。

1. 抗组胺药　为最常用的抗过敏药物,可对抗组胺所致的毛细血管扩张,降低血管通透性,迅速抑制风团的产生,有效控制症状。可选用第一代抗组胺药物异丙嗪、氯苯那敏、苯海拉明、去氯羟嗪、赛庚啶等;也可选用第二代抗组胺药物氯雷他定、西替利嗪、依巴斯汀、特非那定等。

2. 过敏介质阻释药　又称为肥大细胞膜稳定剂,如酮替芬,其能抑制肥大细胞脱颗粒,阻止炎症介质(如组胺、慢反应物质等)的释放。

3. 降低血管通透性药物　减少渗出,减轻或缓解过敏症状,可选用葡萄糖酸钙片、乳酸钙、维生素 C 等。

4. 局部用药　可选择具有止痒和收敛作用的洗剂,如炉甘石洗剂、氧化锌洗剂或薄荷酚洗剂涂搽。局部外用,用时摇匀,取适量涂于患处。年幼患者或面部应使用1%氢化可的松软膏、0.1%糠酸莫米松软膏等不含氟的外用激素。其余部位可以选用 0.1%曲安奈德软膏等制剂。

（二）中成药

可服用湿毒清胶囊或肤痒颗粒,对荨麻疹有一定的防治作用。

1. 湿毒清胶囊　养血润燥,祛风止痒,用于荨麻疹所致的皮肤瘙痒症。

2. 肤痒颗粒　祛风活血,除湿止痒,用于皮肤瘙痒病,荨麻疹。

二、常用治疗荨麻疹药物的用药指导

（一）合理选择药物

抗组胺药具有较强的抗组胺和抗其他炎症介质的作用,治疗各类型荨麻疹都有较好的效果;严重急性荨麻疹、荨麻疹性血管炎、压力性荨麻疹对抗组胺药无效时可在医生指导下应用糖皮质激素;当慢性荨麻疹患者具有自身免疫基础,病情反复,其他药物疗效不理想时,可应用免疫抑制剂。

（二）用药注意事项

（1）抗组胺药常见的不良反应有嗜睡、倦怠和注意力不集中等,驾驶员、高空作业人员或机械操作等人员在工作前不得服用此类药物或服用后休息 6 小时以上,避免因昏倦而影响工作。

（2）新生儿、早产儿、妊娠早期和哺乳期妇女禁用,青光眼、前列腺肥大患者以及 6 岁以下儿童慎用。

（3）特非那定可能引起严重的心血管系统不良反应,甚至会危及生命,故应在医生指导下用药,严格掌握剂量,电解质异常（如低钙、低钾、低镁）患者慎用,肝功能障碍患者、心律失常患者禁用。

（4）抗过敏药应用要及时,以便较快抑制组胺和一系列反应。拟进行变应原测试者,应在停药 48～72 小时后进行。

（5）慢性荨麻疹疗程一般不少于 1 个月,必要时可延长至 3～6 个月或更长时间。

（6）有些患者服用抗过敏药后不但无效,反而有皮疹加剧喉头水肿、胸闷、呼吸困难,甚至窒息感等过敏加重的症状,这种情况属于抗过敏药的致敏现象,须立即停止用药,并及时去医院治疗。应用抗过敏药 3 天后不见疗效,应及时去医院就医。

（7）激素类外用软膏涂抹部位如有灼烧感、瘙痒、红肿等,应立即停止用药,本类药物不宜长期使用,避免全身大面积使用。

三、健康教育

1. 正确认识疾病　荨麻疹虽大多病因不明,反复发作,病程迁延,但绝大多数呈良性经过,尝试减轻心理负担,保持良好心态,缓解紧张、焦虑的不良情绪。

2. 避免接触致敏原　指导患者在生活中寻找过敏原,尽量找出发病诱因并将其除去;有荨麻疹病史的人,要注意保持室内外的清洁卫生,家中不养猫、狗之类的宠物;避免吸入花粉、粉尘等;禁用可能诱发疾病的化学用品,禁食某些可能致机体过敏的药物或食物等;对过敏性疾病,最好的办法是脱离过敏原。

3. 保持室内适宜的温湿度　尽量恒温,如遇冷热刺激而复发者,不应过分回避,应该逐步接触,逐渐延长冷热刺激的时间,以求适应。

4. 饮食指导　注意饮食宜清淡、易消化,禁忌辛辣、发物、腥膻食物,不宜饮酒,多吃新鲜蔬菜水果,多饮水。

5. 预防感染　切忌搔抓或热水洗烫,以免引起继发感染。

四、赛前演练

（一）演练任务

小王,男,35岁,中午和同事聚餐食用了大量海鲜,下午工作期间突然出现皮肤瘙痒的症状,随即出现鲜红色的风团,而且有蔓延趋势。

任务:能正确推荐药物并给予用药指导和健康教育。

（二）操作步骤

操作步骤如表6-3-4所示。

表6-3-4　操作步骤表

序号	操作步骤	操作标准	注意事项
1	正确推荐药物	推荐西药或者中成药: (1) 西药氯雷他定片 (2) 中成药肤痒颗粒 均可联合使用糠酸莫米松乳膏外用	对"病"用药:患者为急性荨麻疹合并瘙痒、风团
2	用药指导	(1) 氯雷他定片:一日1次,一次1片(10 mg);遮光,密封保存 (2) 肤痒颗粒:一日3次,一次1~2袋,开水冲服;密封贮藏 (3) 糠酸莫米松乳膏:局部外用,取本品适量涂于患处,每日1次;密封,在25℃以下保存	(1) 氯雷他定片注意事项:服用药物后可能会出现乏力、头痛、嗜睡等不良反应,不能驾驶车、船或操作机械及高空作业 (2) 肤痒颗粒的注意事项:消化道溃疡者慎用;服药期间如出现口唇发麻应马上停药 (3) 糠酸莫米松乳膏注意事项:外用软膏涂抹部位如有灼烧、红肿等不适感,立即停止使用;用药7日后症状未缓解请及时就医
3	对患者进行健康教育	(1) 正确认识疾病:保持良好心态 (2) 避免接触致敏原:找出发病诱因并将其除去 (3) 预防感染:避免继发感染 (4) 饮食指导:用药期间宜清淡饮食	禁食海鲜等可能致机体过敏的食物;切忌搔抓或用热水烫洗;禁忌辛辣、腥膻等刺激性食物,不宜饮酒

（三）学习结果评价

学习结果评价如表6-3-5所示。

表6-3-5　学习结果评价表

序号	评价内容	配分	评分标准	自评	互评	考评	均分
1	是否对"病"用药	50	(1) 考虑因素:性别、年龄、家族史、疾病史、用药史、生活方式等10分 (2) 根据症状表现推荐正确的药品20分 (3) 联合用药20分				

序号	评价内容	配分	评分标准	自评	互评	考评	均分
2	是否正确指导用药	30	(1) 服用方法 5 分 (2) 服用剂量 5 分 (3) 药物不良反应 5 分 (4) 药物禁忌 5 分 (5) 药品贮藏 5 分 (6) 特殊人群服药注意事项 5 分				
3	是否正确开展健康教育	20	(1) 正确认识疾病 5 分 (2) 避免接触致敏原 5 分 (3) 预防感染 5 分 (4) 饮食指导 5 分				
合计							

工作任务 6 - 4　湿疹的用药推荐

 岗位情境

　　小张,女,28岁,双手的手背都出现红斑,丘疹,瘙痒难耐,无水疱、糜烂和渗出。

　　思考:药店店员小王应该推荐什么药品给小张呢? 小王应该如何做好用药指导及健康教育工作呢?

学习目标

知识目标

- 掌握湿疹的临床表现。
- 掌握湿疹的药品推荐、用药指导及健康教育。
- 了解湿疹的概念和病因。

能力目标

- 能够分辨湿疹的临床表现。
- 能准确开展荨麻疹的用药指导和健康教育。

素质目标

- 具备忠于医药事业的情怀和守护健康的职业素养。

药德榜样

　　说到皮肤病的药物治疗,不得不提新中国成立后第一个加入中国国籍的外国人,他名叫马海德。马海德祖籍黎巴嫩,出生于美国,1933年取得日内瓦医科大学医学博士学位。为了考察中国正在流行的东方热带病,马海德于1933年来到上海,1950年正式加入中国国籍,协助组建了中央皮肤性病研究所,致力于性病和麻风病的防治和研究,并取得世界范围内的成果。他终身致力于性病和麻风病的防治和研究,忠于全人类的医药健康事业,用毕生的精力守护患者的健康。

职业能力 6-4-1　分辨湿疹的临床表现

一、基本知识

（一）概念

湿疹是由多种内、外因素引起的一种具有明显渗出倾向的炎症性皮肤病，伴有明显瘙痒，易复发，严重影响患者的生活质量，是皮肤科常见病。我国一般人群的患病率约为 7.5%。

（二）病因

湿疹的病因目前尚不明确。机体内因包括免疫功能异常（如免疫失衡、免疫缺陷等）和系统性疾病（如内分泌疾病、营养障碍、慢性感染、肿瘤等）以及遗传性或获得性皮肤屏障功能障碍。外因包括环境或食品中的过敏原、刺激原、微生物以及环境温度或湿度的变化、日晒等。社会及心理因素包括紧张、焦虑，都可能诱发或加重本病。

（三）临床表现

湿疹可以分为急性、亚急性及慢性三期。急性期表现为红斑、丘疹、丘疱疹、水疱、糜烂及渗出，病变中心往往较重而逐渐向周围蔓延；外围又有散在丘疹、丘疱疹，故边界不清。亚急性期红肿和渗出减轻，糜烂面结痂、脱屑。慢性期主要表现为粗糙、肥厚的苔藓样变，可伴有色素改变，手、足部湿疹可伴指（趾）甲改变。皮疹一般对称分布并常反复发作，自觉症状为瘙痒，甚至剧痒。

二、赛前演练

（一）演练任务

小张，女，28 岁，双手的手背都出现红斑，丘疹，瘙痒难耐，无水疱、糜烂和渗出。

任务：请根据患者临床表现分辨病症。

（二）湿疹类型分辨适用表

湿疹类型分辨如表 6-4-1 所示。

表 6-4-1　湿疹类型分辨适用表

序号	症状	判断标准	判断结果
1	皮肤出现红斑、水肿、粟粒状大小的丘疹、丘疱疹、水疱、糜烂及渗出，病变中心往往较重而逐渐向周围蔓延；外围又有散在丘疹、丘疱疹，边界不清	（1）皮肤瘙痒 （2）出现红斑或水疱等症状	湿疹急性期
2	皮肤红肿和渗出减轻，糜烂面结痂、脱屑	（1）皮肤瘙痒 （2）皮肤的红肿和渗出减轻 （3）出现结痂、脱屑等症状	湿疹亚急性期
3	皮肤粗糙、肥厚的苔藓样病变。可伴有色素改变，手、足部湿疹可伴指（趾）甲改变。皮疹一般对称分布并常反复发作，自觉症状为瘙痒，甚至剧痒	（1）皮肤瘙痒 （2）皮肤出现粗糙、肥厚的苔藓样病变 （3）可能出现色素、指（趾）甲等改变 （4）皮疹对称分布并常反复发作	湿疹慢性期

（三）学习结果评价

学习结果评价如表6-4-2所示。

表6-4-2　学习结果评价表

序号	评价内容	配分	评分标准	自评	互评	考评	均分
1	接待顾客	10	（1）仪容仪表5分 （2）积极主动接待顾客，热情招呼5分				
2	听主诉	10	（1）耐心、认真聆听10分 （2）打断主诉或未听完整扣5分				
3	询问症状	40	（1）询问顾客的具体症状10分 （2）询问疾病史、用药史、过敏史、就诊史10分 （3）围绕湿疹可能出现的症状进行详细询问20分				
4	结论	40	能够准确判断案例中患者所患的病症40分				
合计							

职业能力6-4-2　准确开展湿疹的用药指导和健康教育

一、常用治疗湿疹的药物

治疗湿疹的目的是控制症状、减少复发、提高患者生活质量。治疗应从整体考虑，兼顾近期疗效和远期疗效，特别要注意治疗中的医疗安全。

局部治疗作为湿疹治疗的主要手段，应根据湿疹分期选择合适的药物。湿疹急性期无水疱、糜烂、渗出时，建议使用炉甘石洗剂、糖皮质激素乳膏或凝胶；若出现大量渗出物时，应选择冷湿敷，如3%硼酸溶液、0.1%盐酸小檗碱溶液、0.1%依沙吖啶溶液等。湿疹亚急性期时，建议外用氧化锌糊剂、糖皮质激素乳膏。湿疹慢性期时，建议外用糖皮质激素软膏、硬膏、乳剂或酊剂等，可合用保湿剂及角质松解剂，如20%～40%尿素软膏、5%～10%水杨酸软膏等。

（一）化学药

1. 糠酸莫米松乳膏　外用糖皮质激素制剂依然是治疗湿疹的主要药物。糠酸莫米松乳膏是治疗湿疹的常用药物，局部适量外用，每日1次即可。具有抗炎、抗过敏、止痒及减少渗出的作用。但不得用于皮肤破溃处。地奈德乳膏、复方醋酸地塞米松乳膏等糖皮质激素皆可选用。

2. 氯雷他定片　根据患者的情况选择适当抗组胺药止痒、抗炎。氯雷他定可缓解瘙痒性皮肤病及其他过敏性皮肤病的症状及体征。

3. 炉甘石洗剂　用于急性瘙痒性皮肤病,如湿疹和痱子。局部外用,用时摇匀,取适量涂于患处,每日 2～3 次。

（二）中成药

1. 丹皮酚软膏　有消炎止痒作用。用于各种湿疹,皮炎,皮肤瘙痒,蚊臭虫叮咬红肿等各种皮肤疾患。外用,涂敷患处,一日 2～3 次。

2. 七参连湿疹膏　能清热燥湿,活血消肿,祛风止痒。用于因风湿热毒瘀阻所引起的湿疹渗出不多者。外用,适量涂敷患处,一日 3～4 次。

3. 青鹏软膏　每日 2 次使用青鹏软膏,单一外用治疗成人和儿童亚急性和慢性湿疹有效,可降低疾病严重程度,缓解瘙痒;皮损消退后,坚持使用青鹏软膏维持治疗 2 周可减少成人湿疹皮损复发。青鹏软膏外用可能出现红斑、瘙痒等皮肤炎症反应。

4. 冰黄肤乐软膏　每日 2～3 次使用冰黄肤乐软膏,联合抗组胺药治疗成人亚急性和慢性湿疹有效,可降低疾病严重程度。

5. 除湿止痒软膏　每日 2 次使用除湿止痒软膏,联合外用糖皮质激素,可以提高外用治疗婴幼儿和儿童非渗出性湿疹的疗效,降低疾病严重程度。

6. 湿毒清片　具有养血润肤、祛风止痒的功效。可以很好地改善湿疹引起的皮肤干燥、脱屑、瘙痒等症状。但单独使用湿毒清治疗湿疹,通常治疗效果有限,可以联合其他的药物进行治疗,例如氢化可的松乳膏、地塞米松乳膏,症状严重建议选择中效糖皮质激素,例如曲安奈德乳膏、糠酸莫米松乳膏等。

7. 肤痒颗粒　能祛风活血,除湿止痒。缓解皮肤瘙痒,一日 3 次,一次 1～2 袋。

8. 除湿止痒胶囊　每日 3 次、每次 4 粒服用除湿止痒胶囊,联合润肤剂治疗成人慢性湿疹,可降低疾病严重程度并缓解瘙痒。

9. 龙胆泻肝丸　用于治疗肝经湿热所引起的急性湿疹,具有清热、利湿的作用。

二、常用治疗湿疹药物的用药指导

（1）注意保护皮肤屏障的功能。湿疹患者皮肤屏障功能有破坏,易继发刺激性皮炎、感染及过敏而加重皮损,因此保护屏障功能非常重要。应选用对患者皮肤无刺激的治疗,预防并适时处理继发感染,对皮肤干燥的亚急性及慢性湿疹加用保湿剂。

（2）外用强效糖皮质激素连续使用一般不超过 2 周,以减少急性耐受风险及不良反应。

（3）一般不主张常规使用口服糖皮质激素,以免发生全身不良反应及病情反跳性加重。

（4）如果出现有糜烂、渗出等感染指征,或出现皮肤开裂、流血等严重情况,或外用糖皮质激素连续使用 1 周不见好转,请及时就医。

（5）注意避免对药物(尤其是肾上腺皮质激素)及化学物质(如手套中的橡胶乳)产生继发过敏。

三、健康教育

1. 了解疾病　需要向患者说明疾病的性质、可能转归、疾病对机体健康的影响、有无传染性、不同治疗方法的临床疗效及可能的不良反应等,指导患者寻找和避免环境中常见的变应原及刺激原,避免搔抓及过度清洗,对环境、饮食、使用防护用品、皮肤清洁方法等也应提出相应建议。

2. 避免诱发疾病的各种情况 包括热水烫伤、过度搔抓、清洗及接触可能过敏的物质、尽量少接触化学成分用品、避免食用可能致敏和刺激性食物。

四、赛前演练

(一)演练任务

小张,女,28岁,双手的手背都出现红斑,丘疹,瘙痒难耐,无水疱、糜烂和渗出。

任务:能正确推荐药物并给予用药指导和健康教育。

(二)操作步骤

操作步骤如表6-4-3所示。

表6-4-3 操作步骤表

序号	操作步骤	操作标准	注意事项
1	正确推荐药物	推荐化学药或者中成药,也可联合用药: (1)化学药推荐炉甘石洗剂,联合使用糠酸莫米松乳膏外用 (2)中成药推荐湿毒清片,也可与化学药联合使用	对"病"用药:患者为湿疹急性期
2	用药指导	(1)炉甘石洗剂:局部外用,用时摇匀,取适量涂于患处,每日2～3次;密封保存 糠酸莫米松乳膏:局部外用,取本品适量涂于患处,每日1次;密封,在阴凉处保存 (2)湿毒清片:口服,一日3次,一次3～4片;密封、防潮保存	(1)炉甘石洗剂和糠酸莫米松乳膏都不宜用于有渗出液的皮肤。若连续使用1周不见好转,请及时就医 (2)湿毒清片服用的注意事项:忌烟酒、辛辣、油腻及腥发食物;用药期间不宜同时服用温热性药物
3	对患者进行健康教育	避免过度搔抓;少接触化学成分用品,如肥皂、洗衣粉、洗涤精等;避免食用可能致敏和刺激性食物,如辣椒、浓茶、咖啡、酒类	指导患者寻找和避免环境中常见的过敏原、刺激原

(三)学习结果评价

学习结果评价如表6-4-4所示。

表6-4-4 学习结果评价表

序号	评价内容	配分	评分标准	自评	互评	考评	均分
1	是否对"病"用药	50	(1)考虑因素:性别、年龄、家族史、疾病史、用药史、生活方式等10分 (2)根据症状表现推荐正确的药品20分 (3)联合用药20分				

序号	评价内容	配分	评分标准	自评	互评	考评	均分
2	是否正确指导用药	30	（1）服用方法 5 分 （2）服用剂量 5 分 （3）药物不良反应 5 分 （4）药物禁忌 5 分 （5）药品贮藏 5 分 （6）特殊人群服药注意事项 5 分				
3	是否正确开展健康教育	20	（1）正确认识疾病 5 分 （2）避免接触变应原和刺激原 5 分 （3）饮食指导 10 分				
合计							

工作任务 6 - 5   口腔溃疡的用药推荐

 岗位情境

　　王某,女,25岁,口腔溃疡反复发作近3年了,发作时溃疡面疼痛难忍,平时容易动怒,睡眠质量较差,来到药店买药。

　　思考:药店店员小李应该推荐什么药给王某呢?小李应该如何做好用药指导及健康教育工作呢?

学习目标

知识目标
- 掌握口腔溃疡的药品推荐、用药指导及健康教育。
- 熟悉口腔溃疡的概念和临床表现。
- 了解口腔溃疡的病因。

能力目标
- 能分辨口腔溃疡的临床表现。
- 能准确开展口腔溃疡的用药指导和健康教育。

素质目标
- 具备勇于创新的精神和守护健康的职业素养。

药德榜样

　　李药师在一家医药公司工作中,甲硝唑片是公司第一个通过国家仿制药一致性评价的产品,经过一致性评价后市场客户数量增多,患者反馈的问题也随之增多。李药师经常会遇到各种状况,例如:患者因说明书丢失或忘记医嘱不知如何服药;因文化程度较低读不懂药品说明书;因眼睛问题看不清药品说明书标签上的小字。每当这时,他都会细心地向咨询人员讲解如何用药、如何规避禁忌证、如何预防药品不良反应等。

　　他和团队成员充分发挥自身的长处,在充分了解市场需求的同时,推进公司产品改进,在最小产品调整的条件下,解决更多的问题。例如通过增加瓶装卡盒,解决了说明书容易遗失的问题;在卡盒上赋码解决未在最小包装赋码问题;在卡盒上增加更易读懂的用法用量,来解决有些患者不能读懂说明书的问题。

作为一名医药工作人员，理应随时与患者站在一起，以患者的角度思考问题，努力改进不足，默默守护健康，做一名让老百姓信赖的医药工作人员。

职业能力 6-5-1　分辨口腔溃疡的临床表现

一、基本知识

（一）概念

口腔溃疡，俗称"口疮"，是一种常见的口腔黏膜疾病，通常由炎性坏死组织脱落所致，形成口腔黏膜上皮的局限性组织缺损或凹陷，可累及上皮全层及下方的结缔组织。

（二）病因

口腔溃疡的致病原因复杂，至今尚不明确，多种因素可诱发此病，主要诱因有以下几点。

1. 消化系统性疾病因素　患消化系统疾病的患者易发生口腔溃疡，主要是通过影响免疫系统而致病，口腔溃疡与胃溃疡、十二指肠溃疡、溃疡性结肠炎、局限性肠炎、肝胆疾病等密切相关。

2. 营养因素　缺乏锌、铁及叶酸、维生素 B_{12} 等微量元素，可降低免疫功能，增加复发性口腔溃疡发病的可能性。

3. 创伤性因素　以物理性损伤最为常见，例如食用尖锐食物造成的划伤或磨损、自身的牙齿误咬、被佩戴矫正牙齿的牙套划伤等，都易损伤口腔黏膜造成口腔溃疡。

4. 免疫因素　免疫力下降使机体易受到病原体的侵袭，导致口腔溃疡的发生。同时免疫反应过程中也消耗了免疫蛋白，使口腔的免疫平衡状态被打破，加速口腔溃疡的发生。

5. 精神因素　精神压力较大时容易产生烦躁、焦虑和紧张等负面情绪，睡眠质量不佳，机体免疫功能下降，易受病毒感染，从而引发口腔溃疡。

6. 遗传因素　口腔溃疡的发病有遗传倾向。

（三）临床表现

1. 复发性口腔溃疡　具有典型的周期性反复发作特点，有自限性（一般病程 7～10 天自愈）。患者有明显的灼痛感。口腔黏膜疼痛明显，影响进食及说话，特别是遇酸、咸、辣等食物时疼痛加剧。好发于角化程度较轻的区域，如唇、颊、舌黏膜，溃疡不大，直径一般为 2～4 mm，圆形或椭圆形，数目不多，边缘整齐。中心稍凹陷，表面有黄白色假膜覆盖，周围充血，触痛明显。

2. 创伤性口腔溃疡　有明显的理化刺激因素或自伤、烫伤等病史，无周期性，无自限性，也无复发性。好发于唇、颊及舌等处，溃疡深或浅，周围炎症不明显，边缘可隆起，形态与损伤因素相契合。溃疡底部平或有肉芽组织。

二、赛前演练

（一）演练任务

张先生，男，35 岁，工作压力大，脾气暴躁，经常失眠，一天食用酸、咸、辣等食物时口腔内出现了明显的疼痛,检查发现是 2 个溃疡,直径约为 3 mm,圆形,边缘整齐。中心稍凹陷,表面有黄白色假膜覆盖,周围充血,触痛明显,3 天后疼痛加剧,未见好转,而且有蔓延趋势。

　　任务:请根据患者临床表现分辨病症。

　　(二)口腔溃疡分辨适用表

　　口腔溃疡分辨如表 6-5-1 所示。

表 6-5-1　口腔溃疡分辨适用表

序号	症状	判断标准	判断结果
1	溃疡直径一般为 2~4 mm,圆形或椭圆形,数目不多,边缘整齐。中心稍凹陷,表面有黄白色假膜覆盖,周围充血,触痛明显	(1) 有疼痛感 (2) 发生在口腔黏膜 (3) 溃疡直径 2~4 mm (4) 圆形或椭圆形,边缘整齐 (5) 中心稍凹陷,表面有黄白色假膜覆盖,周围充血,触痛明显 (6) 反复发作	复发性口腔溃疡
2	溃疡深或浅,周围炎症不明显,边缘可隆起,形态与损伤因素相契合。溃疡底部平或有肉芽组织	(1) 有疼痛感 (2) 发生在口腔黏膜 (3) 溃疡深浅不一 (4) 形状不一,与损伤因素相契合,明显理化刺激、自伤、烫伤等 (5) 溃疡底部平或有肉芽组织	创伤性口腔溃疡

　　(二)学习结果评价

　　学习结果评价如表 6-5-2 所示。

表 6-5-2　学习结果评价表

序号	评价内容	配分	评分标准	自评	互评	考评	均分
1	接待顾客	10	(1) 仪容仪表 5 分 (2) 积极主动接待顾客,热情招呼 5 分				
2	听主诉	10	(1) 耐心、认真聆听 10 分 (2) 打断主诉或未听完整扣 5 分				
3	询问症状	40	(1) 询问顾客的具体症状 10 分 (2) 询问疾病史、用药史、过敏史、就诊史 10 分 (3) 询问顾客是否反复发作 10 分 (4) 询问顾客是否有创伤性因素 10 分				
4	结论	40	能够准确判断案例中患者的疾病 40 分				
			合计				

职业能力 6–5–2　准确开展口腔溃疡的用药指导和健康教育

一、常用治疗口腔溃疡的药物

治疗口腔溃疡常是内服药与外用药联合，共同发挥作用。《国家非处方药目录》收载的治疗口腔溃疡药物活性成分和制剂有甲硝唑片、氯己定含漱剂、西地碘含片、甲硝唑口腔粘贴片、醋酸地塞米松粘贴片、甲硝唑含漱剂、碘甘油等。

（一）化学药

1. 补充维生素、微量元素　补充叶酸、维生素 B_{12} 和维生素 C、多元维生素等机体缺乏的维生素，能有效维持正常的代谢功能，还促进病损愈合；复发性口腔溃疡还可以配合服用葡萄糖酸锌制剂、酵母锌，以达到补充微量元素的目的。

2. 消炎、止痛药物　代表药物有氯己定含漱液、甲硝唑含漱液、甲硝唑口腔粘贴片、地塞米松粘贴片、西地碘含片、溶菌酶含片、复方甘菊利多卡因凝胶等。

氯己定含漱液与 0.5％甲硝唑含漱液于早、晚刷牙后含漱；甲硝唑口腔粘贴片黏附于黏膜患处；地塞米松粘贴片具有较强的抗炎作用，可降低毛细血管的通透性，减少炎症的渗出，贴片用量较小而作用直接、持久，可促进溃疡愈合；西地碘含片可直接卤化细菌体蛋白，杀菌力强，对细菌繁殖体、芽孢和真菌也有较强的杀菌作用；溶菌酶含片有杀菌和消肿、止血作用；复方甘菊利多卡因凝胶用于镇痛，取适量涂于溃疡局部。

（二）中成药

1. 冰硼咽喉散　清热解毒、消肿止痛。用于咽部、齿龈肿痛，口舌生疮。

2. 桂林西瓜霜　清热解毒，消肿止痛。用于风热上攻、肺胃热盛所致的乳蛾、喉痹、口糜，症见咽喉肿痛、喉核肿大、口舌生疮、牙龈肿痛或出血；急、慢性咽炎，扁桃体炎，口腔炎，口腔溃疡，牙龈炎见上述证候者及轻度烫伤（表皮未破）者。

3. 黄连上清片　散风清热，泻火止痛。用于风热上攻、肺胃热盛所致的头晕目眩、暴发火眼、牙齿疼痛、口舌生疮、咽喉肿痛、耳痛耳鸣、大便秘结、小便短赤。

4. 三黄片　清热解毒，泻火通便。用于三焦热盛所致的目赤肿痛、口鼻生疮、咽喉肿痛、牙龈肿痛、心烦口渴、尿黄便秘。

5. 清火栀麦片　清热解毒，凉血消肿。用于肺胃热盛所致的咽喉肿痛、发热、牙痛、目赤。

6. 知柏地黄丸　滋阴降火。用于阴虚火旺，潮热盗汗，口干咽痛，耳鸣遗精，小便短赤。

7. 六味地黄丸　滋阴补肾。用于头晕耳鸣，腰膝酸软，遗精盗汗。

8. 补中益气丸　补中益气。用于体倦乏力，内脏下垂。

二、常用治疗口腔溃疡药物的用药指导

1. 注意药物的不良反应　甲硝唑易致食欲减退，口腔异味、恶心、呕吐、腹泻等反应，停药后可迅速恢复。甲硝唑可抑制乙醇代谢，用药期间不得饮酒或含乙醇的饮料。冰硼咽喉散、冰硼散有碍胎气，妊娠期妇女慎用，方中含有玄明粉，药物泌入乳汁中易引起婴儿腹泻，哺乳期妇女不宜使用。

2. 用药禁忌　①西地碘含片长期含服可导致舌苔染色,停药后可消退,对碘过敏者禁用;②地塞米松制剂频繁使用可使局部组织萎缩,引起继发真菌感染等,连续使用不得超过1周,口腔内有真菌感染者禁用;③氯己定偶可引起接触性皮炎,过敏者禁用。

3. 用法指导　①含漱剂仅为含漱时使用,在口腔内停留2~5分钟,含漱后吐出,不得咽下;②氯己定含漱剂可使牙齿着色,舌苔发黄,味觉失调。一般牙膏中含有阴离子表活性剂,能与氯己定产生配伍禁忌,因此,使用氯己定含漱剂后,至少需要间隔30分钟才可刷牙。

三、健康教育

1. 避免诱发因素　口腔溃疡与个人体质有关,要尽量避免诱发因素,降低发生率,保持心情舒畅,坚持体育锻炼,提高机体免疫力。避免损伤口腔黏膜,避免食用辛辣性食物和戒除烟酒,生活起居有规律,保证充足的睡眠,避免过度疲劳。

2. 生活护理　多饮水,饮食宜清淡,多吃蔬菜水果,注意营养均衡。注意保持口腔卫生,常用淡盐水漱口。

3. 预防并发症　深大的重型复发性口腔溃疡、久治不愈的口腔溃疡应及时就医。

四、赛前演练

(一)演练任务

张先生,男,35岁,工作压力大,脾气暴躁,经常失眠,一天食用酸、咸、辣等食物时口腔内出现了明显的疼痛,检查发现有2个溃疡,直径约为3 mm,圆形,边缘整齐。中心稍凹陷,表面有黄白色假膜覆盖,周围充血,触痛明显,3天后疼痛加剧,未见好转,而且有蔓延趋势。

任务:能正确推荐药物并给予用药指导和健康教育。

(二)操作步骤

操作步骤如表6-5-3所示。

表6-5-3　操作步骤表

序号	操作步骤	操作标准	注意事项
1	正确推荐药物	推荐西药或中成药: (1) 西药多维元素片,联合使用地塞米松粘贴片外用 (2) 中成药西瓜霜含片	对"病"用药:患者为反复性口腔溃疡,可以联合用药,增强机体健康,防止反复发作
2	用药指导	(1) 多维元素片:一日1片,遮光,密封保存;地塞米松粘贴片:外用,贴于患处,一次1片,一日总量不超过3片,连用不得超过1周,遮光,在阴凉干燥处(不超过20℃)保存 (2) 西瓜霜含片:一日5次,一次2片,5~7天为一个疗程,密封贮藏	(1) 多维元素片注意事项:应按推荐剂量服用,不可过量服用,如过量服用或出现严重不良反应,应马上就医; 地塞米松粘贴片注意事项:仅限于口腔使用,不宜长期使用,连用7日后症状未缓解,应停药就医 (2) 西瓜霜含片注意事项:苯丙酮尿症患者不宜使用

续　表

序号	操作步骤	操作标准	注意事项
3	对患者进行健康教育	(1) 避免诱发因素:降低发生率 (2) 生活护理:饮食均衡 (3) 预防并发症:及时就医	避免诱发因素,注意营养均衡

（三）学习结果评价

学习结果评价如表6-5-4所示。

表6-5-4　学习结果评价表

序号	评价内容	配分	评分标准	自评	互评	考评	均分
1	是否对"病"用药	50	(1) 考虑因素:性别、年龄、家族史、疾病史、用药史、生活方式等10分 (2) 根据症状表现推荐正确的药品20分 (3) 联合用药20分				
2	是否正确指导用药	30	(1) 服用方法5分 (2) 服用剂量5分 (3) 药物不良反应5分 (4) 药物禁忌5分 (5) 药品贮藏5分 (6) 特殊人群服药注意事项5分				
3	是否正确开展健康教育	20	(1) 正确认识疾病5分 (2) 避免接触诱发因素5分 (3) 生活护理5分 (4) 预防并发症5分				
	合计						

工作任务6-6 过敏性鼻炎的用药推荐

岗位情境

李先生,男,35岁,时常出现阵发性打喷嚏和流清水样鼻涕的症状,该症状已经影响了他的工作和生活。

思考:药店店员应该推荐什么药品给李先生呢? 店员应该如何做好用药指导及健康教育工作呢?

学习目标

知识目标
- 掌握过敏性鼻炎的临床表现。
- 掌握过敏性鼻炎的药品推荐、用药指导及健康教育。
- 了解过敏性鼻炎的概念和病因。

能力目标
- 能够分辨过敏性鼻炎的临床表现。
- 能准确开展过敏性鼻炎的用药指导和健康教育。

素质目标
- 具备依法经营的工作理念和守护健康的职业素养。

药德榜样

一名消费者到药店购买治疗过敏性鼻炎的药品丙酸氟替卡松鼻喷雾剂,因为价格便宜,而且他需要长期使用该药物控制过敏性鼻炎,所以一次性购买了10盒。但是在使用药物的过程中他发现,该药品与之前所购买的药品在外观和气味上皆有差异,因此怀疑自己购买到了假药。该消费者报案后,药监局的工作人员立即前往该药店进行核实。经检验,这些药品中均不含有丙酸氟替卡松的成分,确定为假药。

药店老板黄某主动交代,自己是从网上的非法渠道采购到了部分低价药品。为了获取差价利益,对外进行销售。而患者使用该药品危害很大,导致病情延误,疾病得不到有效及时的治疗。

对药店的经营者黄某而言,他知法犯法,没有做到依法经营,严重威胁到消费者的健康。黄某涉嫌销售假药罪被提起公诉,等待他的将是严厉的法律制裁。

作为药店管理者和从业人员都应该依法经营,以守护百姓的健康为首要职责,切不可通过损害人民的健康换取个人的私利。

职业能力 6-6-1 分辨过敏性鼻炎的临床表现

一、基本知识

（一）概念

过敏性鼻炎也称为变应性鼻炎,以突发和反复发作性鼻塞、鼻痒、打喷嚏、流清水样鼻涕为主要症状,常有过敏史。疾病的症状可因与刺激因素接触的时间、数量及患者的反应状况不同而有所差异。

（二）病因

过敏性鼻炎是一种由基因与环境相互作用而诱发的多因素疾病。其病因是花粉、尘螨等体外环境因素作用于人体,所导致的以鼻腔黏膜免疫反应为主的变应性炎症反应。

（三）临床表现

过敏性鼻炎的典型症状为阵发性打喷嚏、流清水样鼻涕、鼻痒和鼻塞,症状出现 2 个或 2 个以上,每天症状持续或累计在 1 小时以上即可确诊。可伴有眼部症状,包括眼痒、流泪、眼红和灼热感等,多见于花粉过敏患者;随着致敏花粉飘散季节的到来,花粉症患者的鼻、眼症状发作或加重。如果致病因素以室内过敏原(尘螨、蟑螂、动物皮屑等)为主,症状多为常年发作。40%的过敏性鼻炎患者可合并支气管哮喘,在有鼻部症状的同时,还可伴喘息、咳嗽、气急、胸闷等肺部症状。临床上应重视过敏性鼻炎与哮喘的相互联系和影响。

二、赛前演练

（一）演练任务

李先生,男,35 岁,时常出现阵发性打喷嚏和流清水样鼻涕的症状,该症状已经影响了他的工作和生活。

任务:请根据患者临床表现分辨病症。

（二）过敏性鼻炎分辨适用表

过敏性鼻炎类型分辨如表 6-6-1 所示。

表 6-6-1 过敏性鼻炎类型分辨适用表

症状	判断标准	判断结果
阵发性打喷嚏、流清水样鼻涕、鼻痒和鼻塞	(1) 症状出现 2 个或 2 个以上 (2) 每天症状持续或累计在 1 小时以上	过敏性鼻炎

（三）学习结果评价

学习结果评价如表6-6-2所示。

表6-6-2　学习结果评价表

序号	评价内容	配分	评分标准	自评	互评	考评	均分
1	接待顾客	10	（1）仪容仪表5分 （2）积极主动接待顾客,热情招呼5分				
2	听主诉	10	（1）耐心、认真聆听10分 （2）打断主诉或未听完整扣5分				
3	询问症状	40	（1）询问顾客的具体症状10分 （2）询问疾病史、用药史、过敏史、就诊史10分 （3）围绕过敏性鼻炎可能出现的症状进行详细询问20分				
4	结论	40	能够准确判断案例中患者所患的病症40分				
合计							

职业能力6-6-2　准确开展过敏性鼻炎的用药指导和健康教育

一、常用治疗过敏性鼻炎的药物

过敏性鼻炎的治疗原则包括环境控制、药物治疗、免疫治疗和健康教育,即"防治结合,四位一体"。

（一）化学药

1. 丙酸氟替卡松鼻喷雾剂　鼻用糖皮质激素是过敏性鼻炎的一线治疗药物。其对过敏性鼻炎患者的所有鼻部症状（包括打喷嚏、流鼻涕、鼻痒和鼻塞）均有显著改善作用,是目前治疗过敏性鼻炎最有效的药物。按照推荐剂量每天喷鼻1~2次,疗程不少于2周;对于中重度持续性过敏性鼻炎是首选药物,疗程4周以上。持续性治疗的效果明显优于间断治疗。同类药物还包括糠酸莫米松鼻喷雾剂、丙酸倍氯米松鼻气雾剂、布地奈德鼻喷雾剂等。

2. 盐酸氮䓬斯汀鼻喷雾剂　鼻用抗组胺药也是过敏性鼻炎的一线治疗药物,其疗效相当于或优于第二代口服抗组胺药,特别是对鼻塞症状的缓解。一般每天用药2次,疗程不少于2周。用药后15~30分钟即可起效。鼻用抗组胺药与鼻用糖皮质激素混合制剂（内含氮䓬斯汀和丙酸氟替卡松）喷鼻治疗2周,其治疗效果明显优于单一药物治疗。

3. 氯雷他定片　第二代抗组胺药为过敏性鼻炎的常用药物。这类药物起效快,作用时间长,能明显缓解鼻部症状（特别是鼻痒、打喷嚏和流鼻涕）,对合并眼部症状也有效,但对改善鼻塞的效果有限。一般每天只需用药1次,疗程不少于2周。本类药物对鼻部症状的疗效虽然不及鼻用糖皮质激素,但能有效控制轻度和大部分中重度过敏性鼻炎。同类药物还包括西替利嗪等。

4. 孟鲁司特钠咀嚼片　白三烯受体拮抗剂是过敏性鼻炎的一线治疗药物,其对鼻塞症状的改善作用优于第二代口服抗组胺药,而且能有效缓解打喷嚏和流鼻涕症状。每天用药1次,晚上睡前口服,疗程4周以上。同类药物还包括扎鲁司特等。

5. 盐酸赛洛唑啉鼻用喷雾剂　赛洛唑啉、羟甲唑啉等鼻用减充血剂是治疗过敏性鼻炎的二线治疗药物,需酌情使用。3岁以下儿童禁止使用。

（二）中成药

过敏性鼻炎属于中医"鼻鼽"的范畴,常用的中成药包括通窍鼻炎片、鼻炎宁颗粒、通窍鼻炎胶囊、鼻炎灵片、鼻舒适片等。

1. 通窍鼻炎片　能益气,祛风,通窍。用于体虚自汗,反复感冒,鼻塞,流涕。口服,一日3次,一次5～7片。

2. 鼻炎宁颗粒　清湿热,通鼻窍,疏肝气,健脾胃。一日2～3次,一次15g(1袋)。

二、常用治疗过敏性鼻炎药物的用药指导

（1）鼻用糖皮质激素的安全性和耐受性良好,其局部不良反应主要有鼻腔干燥、刺激感、鼻出血、咽炎和咳嗽等,症状多为轻症。短期治疗(疗程2～12周)的鼻出血发生率不到10%,长期治疗(疗程1年以上)的鼻出血发生率可达20%。掌握正确的鼻腔喷药方法可以减少鼻出血的发生,应指导患者避免朝向鼻中隔喷药。

（2）鼻用抗组胺药安全性好,口苦为其主要不良反应,发生率在1.4%～16.7%之间。包括鼻腔烧灼感、鼻出血、头痛和嗜睡。

三、健康教育

1. 环境控制　指导患者进行良好的环境控制,避免接触或尽可能少接触过敏原。对于尘螨过敏的患者,建议室内温度保持在20～25℃,相对湿度保持在50%;尽可能避免使用放置沙发、地毯,定期使用防螨除螨设备清理床垫、床单、被褥和枕头等。对于花粉过敏患者应注意在花粉大量播散期间尽量居家并关闭门窗,外出时佩戴防护口罩和防护眼镜;回家进入室内前要清理衣服和头发上的花粉,并进行鼻腔盐水冲洗、洗脸和漱口。对宠物所携带的过敏原过敏的患者,最好停止饲养宠物。

2. 了解药物　介绍药物治疗的作用、效果、疗程和可能发生的不良反应,指导患者用药方法以及剂量和种类的调整。

3. 治疗方法　鼻腔盐水冲洗是一种安全、方便、价廉的治疗方法,使用生理性盐水鼻腔护理喷雾器进行鼻腔冲洗,可清除鼻内刺激物、变应原和炎性分泌物等,减轻鼻黏膜水肿。

四、赛前演练

（一）演练任务

李先生,男,35岁,时常出现阵发性打喷嚏和流清水样鼻涕的症状,该症状已经影响了他的工作和生活。

任务:能正确推荐药物并给予用药指导和健康教育。

（二）操作步骤

操作步骤如表 6-6-3 所示。

表 6-6-3　操作步骤表

序号	操作步骤	操作标准	注意事项
1	正确推荐药物	推荐化学药或者中成药,也可联合用药: (1) 化学药推荐丙酸氟替卡松鼻喷雾剂 (2) 中成药推荐通窍鼻炎片,也可与化学药联合使用	对"病"用药:患者为过敏性鼻炎
2	用药指导	(1) 丙酸氟替卡松鼻喷雾剂:鼻腔喷入:左手喷右侧鼻孔,右手喷左侧鼻孔,避免直接喷向鼻中隔。每个鼻孔各 2 喷,每日 1 次(每日 $200\,\mu g$),以早晨用药为好。当症状得到控制时,维持剂量为每个鼻孔 1 喷,每日 1 次。疗程不少于 2 周;室温密闭保存 (2) 通窍鼻炎片:口服,一日 3 次,一次 5 片;密封保存	(1) 丙酸氟替卡松鼻喷雾剂:使用前轻轻地振摇瓶子。按住一个鼻孔,将喷嘴放入另一鼻孔 (2) 通窍鼻炎胶囊:忌烟酒、辛辣、鱼腥食物;不宜在服药期间同时服用滋补性中药
3	对患者进行健康教育	指导患者进行良好的环境控制,避免接触或尽可能少接触过敏原	介绍药物可能出现的不良反应

（三）学习结果评价

学习结果评价如表 6-6-4 所示。

表 6-6-4　学习结果评价表

序号	评价内容	配分	评分标准	自评	互评	考评	均分
1	是否对"病"用药	50	(1) 考虑因素:性别、年龄、家族史、疾病史、用药史、生活方式等 10 分 (2) 根据症状表现推荐正确的药品 20 分 (3) 联合用药 20 分				
2	是否正确指导用药	30	(1) 服用方法 5 分 (2) 服用剂量 5 分 (3) 药物不良反应 5 分 (4) 药物禁忌 5 分 (5) 药品贮藏 5 分 (6) 特殊人群服药注意事项 5 分				
3	是否正确开展健康教育	20	(1) 控制环境中的刺激因素 5 分 (2) 避免接触过敏原 5 分 (3) 饮食指导 10 分				
合计							

灿烂民族医药

瑶医药——别具一格的瑰宝

瑶族是我国少数民族之一,在广西生活的瑶族占全国瑶族总人口 60% 以上,大多聚居在金秀、巴马、都安、大化、富川和恭城等 6 个瑶族自治县内。瑶族人民在长期的生活实践中总结出一套有效的防病、治病经验,其方法简单实用,疗效确切。瑶医药是瑶族人民长期与疾病做斗争的智慧结晶,具有鲜明的民族特色,瑶族医药历来靠口传心授、代代相传而得以传承,成了别具一格的瑰宝。

西汉的《五十二病方》是最早记载瑶医药的典籍。此后,各朝各代医药文书中均有记载,各地方志也有关于瑶医药的信息。有学者将瑶医药的历史大体划分为 3 个阶段:自然存在阶段(远古—1949 年)、迅速发展阶段(1949—1985 年)和繁荣昌盛阶段(1985 年至今)。瑶医理论的核心是盈亏平衡理论,认为人体保持健康的关键在于平衡,而且是动态的平衡。瑶医的独到诊法有目诊、甲诊、手诊、头面诊、体相诊、手摸诊。瑶医的特殊疗法可以总结为以下种类:鲜生服药法、磨药疗法、食疗法、竹筒梅花针疗法、火针疗法、刺血疗法、油针疗法、杉刺疗法、火攻疗法、梳乳疗法、滚蛋疗法、发泡药罐疗法、刮痧疗法、药推疗法、庞桶药浴法、熏蒸疗法、熨法、鼻药疗法、脐药疗法、握药疗法、配药疗法等。瑶药以"风打"论药性,认为属"风"之药,其性较缓和,具有清热解毒、祛风、补益生新等功效;属"打"之药,其性刚烈,具有解毒除蛊、穿筋走脉、祛邪等功效。瑶药中以"五虎""九牛""十八钻""七十二风"这 104 味瑶医"老班药"作为其最具典型的代表。"虎、牛、钻"类药多属"打"类药,其作用迅猛,穿透力强,对重病,邪实之病效果好;"七十二风"多属"风"类药,其作用温和,补益强身,对体虚羸弱需要补益之病较好。

在各级政府和诸多瑶医药专家的共同努力下,《瑶医效方选编》《中国瑶医学》《中国瑶药学》《实用瑶医学》和《中国现代瑶药》等著作先后出版,标志瑶医药的理论体系初步形成。瑶医药文化的传承和瑶医药事业的创新发展,是摆在每个民族医药工作者面前的重要任务。

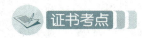 证书考点

请扫描二维码

练一练

(罗统勇、李 健、陈 诚、孙雪林、夏 梦)

数字资源

工作任务 7–1　高血压病的用药指导

 岗位情境

　　张大伯，患高血压病，经常到药店测血压。从闲聊中得知，他嗜烟好酒 30 余年，吸烟 20 余支/天，饮白酒约 300 mL/天，间断服用复方利血平氨苯蝶啶片，但一般头晕时服用药物，如无明显症状则不服药。体检时发现尿酸升高，医生嘱咐其改服硝苯地平缓释片（一日 1 次，一次 1 片）。今日张大伯拿处方来药店购药，询问药店店员小罗服药期间应注意什么。

　　思考：药店店员小罗如何正确进行用药指导？

 学习目标

知识目标
- 掌握高血压病的用药指导及健康教育。
- 熟悉高血压病的临床表现。
- 了解高血压病的分级。

能力目标
- 能分辨高血压病的临床表现。
- 能准确开展抗高血压药的用药指导和健康教育。

素质目标
- 具备运用专业知识守护健康的职业素养。

药德榜样

　　2022 年的一个冬日，药店即将结束营业，工作人员像往常一样在整理货架上的药品。突然，药店大门被推开，一位年轻人走进店里，焦急地询问："有没有治疗抑郁症的药品，我要买一下！"田药师循声抬头，放下手头要处理的账目，与前来购药的年轻人沟通。通过详细地询问，田药师了解到这位顾客的母亲近期出现了不爱说话、不愿与人接触、对任何事情都不感兴趣的情况。为此，顾客怀疑母亲患上了抑郁症，特意到药店购买治疗药物。田药师追问有无其他病史，顾客说其母亲患有高血压病，一直在服用降压药。

根据自己多年来对药品知识的积累，田药师怀疑这位顾客母亲出现的问题是因为服用了降压药。她并没有急着把治疗抑郁症的药品卖给年轻人，而是安抚年轻人并留下了他的联系方式。田药师下班回到家就一头钻进书房，翻阅起关于降压药的相关资料，并在网上查找各相关案例直至深夜。

第二天早上，田药师冒着大雪来到患者家，经过与患者的深入交流得知这位母亲有6年高血压病史，一直自行超剂量服用降压药，这印证了田药师的判断。田药师随即又与患者的主治医生沟通，医生了解患者的各项症状后，立即让其停药观察，并更换降压药。2周后，年轻人特意来到店中对田药师表示感谢，称母亲的抑郁症状已经得到缓解，精神状态明显好转。

通过这件事，田药师感触颇深：作为一名执业药师，我的职责并不仅仅局限在销售药品方面，更多的是为顾客提供科学合理的用药指导，为百姓用药安全做好"护航员"和"守护者"。

职业能力 7-1-1　分辨高血压病的临床表现

一、基本知识

（一）概念

高血压是指未使用降压药物的情况下，非同日 3 次测量，诊室收缩压（SBP）≥140 mmHg 和（或）舒张压（DBP）≥90 mmHg。

（二）分级

根据血压升高的水平，高血压分为 3 级，详见表 7-1-1。

表 7-1-1　高血压病的分级

分类	收缩压(mmHg)	逻辑关系	舒张压(mmHg)
正常血压	<120	和	<80
正常高值	120~139	和/或	80~89
高血压	≥140	和/或	≥90
1 级高血压（轻度）	140~159	和/或	90~99

续　表

分类	收缩压(mmHg)	逻辑关系	舒张压(mmHg)
2级高血压(中度)	160～179	和/或	100～109
3级高血压(重度)	≥180	和/或	≥110
单纯收缩期高血压	≥140	和/或	<90

注:若患者收缩压和舒张压分属不同级别时,以较高的分级为准。

（三）临床表现

高血压病早期多无明显症状,因体检或其他疾病就诊时测量血压后,发现血压升高。一般常见症状有头晕、头痛、心悸、失眠、耳鸣、乏力、多梦、激动等,呈轻度持续性,多数症状可自行缓解,在紧张或劳累后加重,也可出现视物模糊、鼻出血等较重症状。

高血压病分为原发性高血压和继发性高血压,大部分高血压病患者为原发性高血压,其发病与遗传和环境因素(饮食、精神应激等)有关,常伴有脂肪和糖代谢紊乱及心、脑、肾和视网膜等器官改变。

原发性高血压目前尚无根治方法,但降压治疗可明显降低脑卒中、心脑血管病死亡率与冠心病事件发生率。高血压病的治疗主要包括非药物治疗和药物治疗两个方面,其中前者包括控制体重、减少钠盐摄入、补充钙和钾盐、减少脂肪摄入、戒烟限酒、适当运动等。若患者非药物治疗不能有效控制血压,则需配合药物进行治疗。此外,还应考虑可能对糖代谢、脂代谢、尿酸代谢紊乱等危险因素的影响。高血压病控制目标见表7-1-2。

表7-1-2　高血压病控制目标

人群	控制目标
一般人群	<140/90 mmHg
合并糖尿病或慢性肾脏病	<130/80 mmHg
老年人	收缩压:140～150 mmHg; 舒张压:<90 mmHg 但不低于 65～70 mmHg

二、赛前演练

（一）演练任务

张大爷,经常到药店来测血压,收缩压为145 mmHg,舒张压为100 mmHg。从询问中得知,他嗜烟好酒30余年,吸烟20余支/天,饮白酒约300 mL/天,间断服用复方利血平氨苯蝶啶片。

任务:请准确分辨患者所患高血压病的分级。

（二）高血压病分级适用表

高血压病分级如表7-1-3所示。

表7-1-3 高血压病分级适用表

序号	分类	判 断 标 准
1	1级(轻度)高血压	收缩压 140～159 mmHg 和(或)舒张压 90～99 mmHg
2	2级(中度)高血压	收缩压 160～179 mmHg 和(或)舒张压 100～109 mmHg
3	3级(重度)高血压	收缩压≥180 mmHg 和(或)舒张压≥110 mmHg

（三）学习结果评价

学习结果如表7-1-4所示。

表7-1-4 学习结果评价表

序号	评价内容	配分	评分标准	自评	互评	考评	均分
1	接待顾客	10	(1) 仪容仪表5分 (2) 积极主动接待顾客,热情招呼5分				
2	听主诉	10	(1) 耐心、认真聆听10分 (2) 打断主诉或未听完整扣5分				
3	询问症状	40	(1) 询问顾客的具体症状10分 (2) 询问疾病史、用药史、过敏史、就诊史10分 (3) 询问顾客是否有良好的饮食卫生习惯10分 (4) 询问顾客家族是否有高血压病患者10分				
4	结论	40	能够准确判断案例中患者的疾病40分				
	合计						

职业能力7-1-2 准确开展高血压病的用药指导和健康教育

一、常用治疗高血压病的药物

高血压病的治疗目标是降低高血压的心、脑、肾与血管并发症发生和死亡的总体风险。通过降低血压,有效预防或延迟脑卒中、心肌梗死、心力衰竭、肾功能不全等并发症发生。

常用治疗高血压病的药物有血管紧张素转换酶抑制剂(ACEI)、血管紧张素Ⅱ受体阻断剂(ARB)、钙通道阻滞剂(D-CCB)、β受体阻断剂、利尿药和α受体阻断剂等。一些中成药如复方罗布麻叶、牛黄降压片、安宫降压丸、山菊降压片、稳压胶囊等也有一定降压作用。

（一）化学药

常用治疗高血压病的化学药如表7-1-5所示。

表 7-1-5   常用治疗高血压病的化学药

类别	代表药	适应证	主要不良反应	禁忌证
血管紧张素转换酶抑制剂（ACEI）	依那普利 卡托普利 贝那普利 赖诺普利 福辛普利	高血压伴有充血性心力衰竭，心肌梗死后，非糖尿病肾病，糖尿病肾病蛋白尿的患者	主要是刺激性干咳和血管性水肿等；干咳发生率约 10%～20%，可能与体内缓激肽增多有关，停用后可消失；可引起血钾升高	高钾血症、妊娠期妇女和双侧肾动脉狭窄患者禁用
血管紧张素Ⅱ受体阻断剂（ARB）	厄贝沙坦 氯沙坦 缬沙坦 坎地沙坦 替米沙坦	高血压伴有糖尿病肾病，心力衰竭，冠心病，蛋白尿，左心室肥厚，代谢综合征及不能耐受 ACEI 的患者	血钾升高；血管性水肿；偶有腹泻	能导致胎儿损伤，孕妇禁用
钙通道阻滞剂（D-CCB）	二氢吡啶类 硝苯地平 氨氯地平 尼群地平 尼卡地平	难治性高血压、高血压危象、单纯收缩期高血压、妊娠高血压，伴有肾功能不全或心绞痛、冠状动脉硬化、颈动脉硬化及周围血管病的患者	心率增快、面部潮红、头痛、下肢水肿等	心动过速与心力衰竭者慎用
	非二氢吡啶类 维拉帕米 地尔硫䓬	联合使用降压	房室传导阻滞，心脏功能抑制，偶见牙龈增生等	房室传导阻滞、心力衰竭患者禁用
β受体阻断剂	普萘洛尔 美托洛尔 阿替洛尔 倍他洛尔 比索洛尔	高血压伴有心绞痛、心肌梗死后快速型心律失常、充血性心律失常、冠心病、脑血管疾病的患者，以及妊娠高血压的患者	心脏选择性差，可引起支气管痉挛，心脏功能抑制，可能影响糖脂代谢，长期使用，突然停药可能发生血压反跳性升高	急性心力衰竭、支气管哮喘、病态窦房结综合征、房室传导阻滞和外周血管疾病患者禁用
利尿药	噻嗪类利尿剂 氢氯噻嗪 氯噻酮 吲达帕胺	无并发症高血压病患者首选药，尤其适用于轻、中度高血压，老年人单纯收缩期高血压，肥胖及高血压合并充血性心力衰竭患者	高尿酸血症、高脂血症、高血糖等；长期使用引起低血钠、低血钾及低血氧证	痛风禁用，高尿酸血症、肾功能不全者慎用
	保钾利尿药 螺内酯 阿米洛利 氨苯蝶啶		血钾升高	高血钾血症患者禁用
	袢利尿药 呋塞米		乏力、尿量增多，血钾降低，水电解质紊乱	对噻嗪类利尿药过敏者、孕妇禁用
α受体阻断剂	哌唑嗪 特拉唑嗪 多沙唑嗪	高血压伴有前列腺肥大、高脂血症的患者，以及妊娠高血压的患者	体位性低血压（睡前服用）	严重主动脉瓣狭窄、体位性低血压患者禁用

（二）中成药

1. 复方罗布麻片　适用于高血压病引起的头痛、疲倦或不安、心律失常、心悸耳鸣等。

2. 牛黄降压片　清心化痰，平肝安神。用于肝火旺盛、痰热壅盛所致的头晕目眩、头痛失眠、烦躁不安；高血压病见上述证候者。

3. 安宫降压丸　清热镇惊，平肝潜阳。用于肝阳上亢、肝火上炎所致的眩晕，症见头晕、目眩、心烦、目赤、口苦、耳鸣耳聋；高血压病见上述证候者。

4. 山菊降压片　平肝潜阳。用于阴虚阳亢所致的头痛眩晕、耳鸣健忘、腰膝酸软、五心烦热、心悸失眠；高血压病见上述证候者。

5. 稳压胶囊　滋阴潜阳。用于高血压属阴虚阳亢证，证见头痛、眩晕、心悸等。

二、常用治疗高血压病药物的用药指导

（一）用药原则

1. 分级治疗　全面评估患者总危险因素后，判断其属于 1 级、2 级和 3 级高血压，医生据此为患者制定对应的全面治疗方案。

2. 小剂量开始　初始治疗时通常应采用较小的有效治疗剂量，根据需要逐步增加剂量。

3. 优先选择长效制剂　尽可能使用每天用药 1 次而有持续 24 小时降压作用的长效药物，更有利于预防心脑血管并发症。例如选用硝苯地平缓释片、琥珀酸美托洛尔等缓控释制剂。

4. 联合用药　可较好地实现增加降压效果，还可以降低药物的不良反应；在单一药物治疗效果不佳时，可以采用两种或两种以上抗高血压药物联合治疗。对血压≥160/100 mmHg 的高血压病人群，初始治疗即需要两种降压药，如未达到降压目标，则需要 3～4 种药物联合治疗，临床常见联合用药方案如表 7-1-6。

表 7-1-6　降压药的联合用药方案

方案	联合药物	联合作用特点
两药联合方案	ACEI/ARB＋噻嗪类利尿剂	(1) ACEI/ARB 的升高血钾与噻嗪类的降低血钾抵消 (2) 同时拮抗利尿剂激活的肾素-血管紧张素-醛固酮系统
	ACEI/ARB＋二氢吡啶类 D-CCB	(1) ACEI/ARB 可消除 D-CCB 引起的踝部水肿 (2) ACEI/ARB 能部分阻断 D-CCB 所致反射性交感神经张力增加和心率加快
	二氢吡啶类 D-CCB＋噻嗪类利尿剂	降低高血压病患者脑卒中发生风险
	D-CCB＋β 受体阻断剂	D-CCB 的扩张血管和轻度增加心率的作用被 β 受体阻断剂抵消
三药联合方案	ACEI/ARB＋噻嗪类利尿剂＋D-CCB	为三药联合方案中的最常联合方案，协同降压，不良反应少
四药联合方案	ACEI/ARB＋噻嗪类利尿剂＋D-CCB＋β 受体阻断剂/α 受体阻断剂/螺内酯/氨苯蝶啶	主要适用于难治性高血压病患者

5. 个体化治疗　根据患者具体情况、药物有效性和耐受性,兼顾患者经济条件及个人意愿,选择适合患者的抗高血压药物。

6. 长期用药　高血压病患者需长期服药,忌突然停药。因故漏服药物者,切勿自行补加药物剂量,应及时就医遵医嘱服药。

（二）用药注意事项

（1）老年人应逐步降低血压,建议降至<150/90 mmHg,如果能耐受,则目标血压<140/90 mmHg。老年高血压病的特点是收缩压增高,舒张压降低,脉压增大;血压波动性大、昼夜节律异常,容易出现体位性低血压和假性高血压,并伴有靶器官损伤和心血管疾病等情况,因此,强调收缩压达标。ACEI、ARB、D-CCB、β 受体阻断剂、利尿剂最为常用。α 受体阻断剂可用于伴有良性前列腺增生或难治性高血压病患者的辅助用药。

（2）科学选择用药时间:正常人血压在昼夜之间有周期性变化,早晨 6 时开始升高,8～10 时达到高峰,傍晚开始降低,夜间睡眠降至低谷。一般高血压病患者的血压在上、下午各出现一次高峰,早上 7 时为最佳用药时间。若一日 2 次用药,以早上 7 时和下午 14～16 时为好,不宜在睡前或夜间服用。

三、健康教育

1. 了解疾病　向患者及家属解释引起原发性高血压的生理、心理、社会因素及高血压对机体的危害,以引起高度重视,坚持长期的饮食治疗、运动治疗和药物治疗,将血压控制在正常水平,以减少对靶器官的进一步损害。高血压的药物治疗遵循分层治疗、小剂量开始、优先选择长效制剂、个体化治疗、长期用药原则。

2. 定期监测　提醒患者或患者家属注意药物的不良反应,有明显不良反应需立即停药并及时就诊。教会患者正确使用血压计定时测量血压并记录,一般成年人应将血压控制到能耐受的最大水平,一般主张血压控制目标值至少在 140/90 mmHg 以下,老年人和糖尿病患者标准单独列出。定期门诊随访复查,注意有无心、脑、肾、视网膜等靶器官功能受损表现,如有病情变化要随时就医。

3. 饮食治疗　对高血压病患者要给予清淡易消化低热量饮食,控制体重,使体重指数（BMI）在理想范围内。①减少钠盐摄入<5 g/d,腌制品少吃或不吃;②补充钙和钾盐,多吃含钾的新鲜蔬菜水果,如香菇芹菜、西红柿、油菜、苹果、香蕉、橘子、桃子等,多饮牛奶和摄入豆制品补充钙质;③减少脂肪摄入,以植物油为主,避免进食富含胆固醇的食物,如动物内脏、蛋黄、虾、蟹等,摄入脂肪的热量应控制在总热量的 25% 以内;④限制饮酒,每日饮酒量不可超过相当于 50 g 乙醇量的酒,禁饮烈性酒。

4. 运动治疗　适当活动,劳逸结合,学会自我心理平衡调整,保持乐观情绪,家属需对患者予以理解与支持。对血压较高或有并发症的患者需卧床休息,保证充足睡眠,且保持环境安静,光线柔和。适当运动可选用散步、打太极拳、慢跑、健身操等方式,避免剧烈运动。选择适当文化娱乐活动,如听轻音乐、看画报、下棋、书法、绘画等,避免脑力过度兴奋。

5. 防治并发症　长期高血压可并发心、脑、肾、视网膜等靶器官功能受损,为减少并发症的发生,应该将血压控制在理想范围内,注意减少血压波动,保持血压相对稳定,严格按照医嘱服药,不可随意增减药量或突然撤换药物,对已发生并发症者需及时到医院就诊。①对已发生过脑卒中的患者,降压治疗的目的是减少再次发生脑卒中,降压过程应该缓慢、平稳,最好不减少脑血流量,可选择 ARB、长效钙通道阻滞剂、ACEI、利尿药等,注意从单种药物小剂量开始,再缓慢递增剂量或联合治疗;②合并慢性肾病时血压目标为<130/80 mmHg,终末期肾脏病时常有高血压,二者病情呈恶性循环,首选 ACEI、ARB,有利于降低尿蛋白防止肾病进展,必要时加 CCB 或利尿药,血液透析患者仍需降压治疗;③高血压合并冠心病的患者应尽可能选用长效制剂,减少血压波动,控制 24 小时血压,尤其清晨血压高峰,稳定型心绞痛时首选 β 受体阻断剂或长效钙通道阻滞剂;④急性冠脉综合征时和心肌梗死后患者选用 ACEI、β 受体阻断剂,预防心室重构。

四、赛前演练

(一)演练任务

一天,药店来了一名顾客,其父母都有高血压病,平时饮食偏咸,喜欢吃肥腻食物,抽烟20 余年,约 20 支/天,饮酒 15 余年,约 300 mL/天,平时活动量较少,基本不锻炼身体。血压在 170~160/120~100 mmHg 范围波动,查尿常规有蛋白尿,医生给予治疗高血压病的方案:缬沙坦、氢氯噻嗪、硝苯地平缓释片。其带处方前来购药,向药店工作人员咨询如何用药、注意事项有哪些。

任务:能准确开展用药指导和健康教育。

(二)操作步骤

操作步骤如表 7-1-7 所示。

表 7-1-7　操作步骤

序号	操作步骤	操作标准	注意事项
1	询问病情	(1) 询问家族史 (2) 询问饮食习惯 (3) 询问生活习惯 (4) 询问血压值	原发性高血压,其发病与遗传和环境因素(饮食、精神应激等)有关
2	测量血压	(1) 测量前准备 (2) 包扎袖带 (3) 血压测量 (4) 血压计维护	受检者测量前 1 小时避免剧烈运动,前 30 分钟应排空膀胱,前 5~10 分钟安静休息;取坐位测量,暴露上臂或手腕与心脏在同一水平位置,手心向上,手指姿势自然状态
3	用药指导	缬沙坦:一日 1 次,一次 2 片(80 mg),遮光,密封,在 30℃以下保存;氢氯噻嗪:一日 1 次,一次 1 片(25 mg),遮光,密封保存;硝苯地平缓释片:一日 2 次,一次 1 片(10 mg),遮光,密封保存	长期按时、按指导剂量服用,不可中途停药或擅自更换药品
4	对患者进行健康教育	(1) 介绍疾病 (2) 定期监测 (3) 饮食治疗 (4) 运动治疗 (5) 防治并发症	遵循分层治疗、小剂量开始,优先选择长效制剂、个体化治疗、长期用药原则;介绍药物可能出现的不良反应

（三）学习结果评价

学习结果评价如表 7-1-8 所示。

表 7-1-8　学习结果评价表

序号	评价内容	配分	评分标准	自评	互评	考评	均分
1	是否正确询问病情	30	（1）考虑因素：性别、年龄、家族史、疾病史、用药史、生活方式等 10 分 （2）根据症状表现推荐正确的药品 20 分				
2	是否正确测量血压	15	操作失误扣 15 分				
3	是否正确指导用药	30	（1）服用方法 5 分 （2）服用剂量 5 分 （3）药物不良反应 5 分 （4）药物禁忌 5 分 （5）药品贮藏 5 分 （6）特殊人群服药注意事项 5 分				
4	是否正确开展健康教育	25	（1）正确认识疾病 5 分 （2）定期监测血压 5 分 （3）饮食治疗 5 分 （4）运动治疗 5 分 （5）防治并发症措施 5 分				
合计							

工作任务 7-2　高脂血症的用药指导

 岗位情境

　　张某,45 岁,肥胖体型,吸烟 10 余年,6 个月前到当地医院就医后诊断为高脂血症、脂肪肝,医生建议其先注意饮食控制和适当运动,并建议戒烟。今天复查血脂较前有所降低,但仍比正常值偏高,到药店询问购买降血脂药。

　　思考:药店店员小罗如何正确进行用药指导?

 学习目标

知识目标
- 掌握高脂血症的用药指导及健康教育。
- 熟悉高脂血症的临床表现。
- 了解高脂血症的分型。

能力目标
- 能分辨高脂血症的临床表现。
- 能准确开展降血脂药的用药指导和健康教育。

素质目标
- 具备关爱患者的人文关怀和守护健康的职业素养。

药德榜样

　　在一个下着雨的寒冷冬天里,路上行人、车辆稀少。店长赵药师站在店门口处,看见一位步履蹒跚的老人向药店走来,手拄拐杖,很是不便。赵药师立刻上前搀扶老人,并问:"大爷,您来要买药的是吧?"老人回答说:"嗯,老毛病了,看看这种药,你们有没有?"进了门后,他掏出怀里的空药盒。经过询问,原来大爷患有高血压病,家里的药昨天就吃完了,所以不顾天寒路滑,一大早就出来买药。

　　在细心询问大爷的病情后,店员给他建立了健康档案,做了免费检测,拿了一个疗程的药,并耐心地嘱咐用药方法和注意事项,老人十分感激。在送老人的时候,赵药师担心路太滑,过马路口时很危险,就搀扶着老人的胳膊,一边走一边提醒脚下小心,护送老人平安回家。

　　在药店的工作中,虽然一次药品销售的工作结束了,但是守护健康还没有结束,反而要将守护健康持续地进行下去。

职业能力 7-2-1　分辨高脂血症的临床表现

一、基本知识

(一)概念

高脂血症是由各种原因导致的血浆中一种或几种脂质浓度超过正常范围的代谢综合征,通常是指甘油三酯(TG)和总胆固醇(TC)升高,实际上也泛指包括低密度脂蛋白胆固醇(LDL-C)升高和高密度脂蛋白胆固醇(HDL-C)降低在内的各种血脂异常。

(二)分型

高脂血症的发生,主要是环境、遗传、继发于某些疾病或药物等因素共同作用的结果。患者可在相当长的时间内无症状,多在查体时发现,近年来其发病率越来越高且呈低龄化趋势。虽然高脂血症早期没有什么特异的症状或不适,但它对身体的损害具有隐匿性、渐进性和全身性的特点,一旦发生心脑血管等靶器官疾病表现,其结果经常是致命性的。WHO制定的高脂血症分型共分 6 种类型。

Ⅰ型:甘油三酯特别高,胆固醇正常,罕见;

Ⅱa 型:胆固醇显著增高,甘油三酯正常,较多见;

Ⅱb 型:胆固醇显著增高,甘油三酯稍高,较多见;

Ⅲ型:胆固醇及甘油三酯均明显增高,少见;

Ⅳ型:甘油三酯显著增高,胆固醇正常或稍高,又称内源性高甘油三酯血症,较多见;

Ⅴ型:甘油三酯很高,胆固醇稍高,又称混合型高甘油三酯血症,少见。

高脂血症主要危害是脂质在血管内皮沉积导致动脉粥样硬化,因而是很多心脑血管疾病如冠心病、心肌梗死、心脏猝死、高血压病、脑出血、脑梗死的独立而重要的危险因素,而低密度脂蛋白胆固醇增高是导致动脉粥样硬化发生发展的基本因素。高脂血症的诊断在国际上尚无统一标准,目前国内多依据《中国成人血脂异常防治指南(2016 年修订版)》中血脂水平分层标准,见表 7-2-1。

表 7-2-1　血脂水平分层标准[mmol/L(mg/dL)]

	总胆固醇 (TC)	低密度脂蛋 白胆固醇 (LDL-C)	高密度脂蛋 白胆固醇 (HDL-C)	非高密度脂蛋 白胆固醇 (非 HDL-C)	甘油三酯 (TG)
理想水平		<2.6(100)		<3.4(130)	
合适水平	<5.2(200)	<3.4(130)		<4.1(160)	<1.7(150)
边缘升高	≥5.2(200)且 <6.2(240)	≥3.4(130)且 <4.1(160)		≥4.1(160)且 <4.9(190)	≥1.7(150)且< 2.3(200)
升高	≥6.2(240)	≥4.1(160)		≥4.9(190)	≥2.3(200)
降低			<1.0(40)		

注:非高密度脂蛋白胆固醇是指除高密度脂蛋白以外其他脂蛋白中含有的胆固醇总和。

（三）临床表现

高脂血症的临床表现主要包括以下几种情况。

1. 黄色瘤　由于脂质在真皮内沉积所引起。

2. 冠心病、周围血管病　由于脂质在血管内皮沉积引起动脉粥样硬化，产生冠心病和周围血管病。

3. 眼角膜弓（老年环）和眼底改变

以上临床表现，由于发病进程比较缓慢，多数血脂异常患者并无任何症状和异常体征，一般都是在进行血液生化检验（测定血胆固醇和甘油三酯）时被发现的。

二、赛前演练

（一）演练任务

王先生，男性，36岁，血脂4项检查结果：总胆固醇（TC）5.25 mmol/L、低密度脂蛋白胆固醇（LDL－C）3.58 mmol/L、高密度脂蛋白胆固醇（HDL－C）1.22 mmol/L、甘油三酯（TG）1.56 mmol/L。

任务：请准确分辨患者所患高脂血症的类型。

（二）高脂血症类型分辨适用表

高脂血症类型分辨如表7－2－2所示。

表7－2－2　高脂血症类型分辨适用表

分型	总胆固醇（TC）	甘油三酯（TG）	高密度脂蛋白胆固醇（HDL－C）	相对于WHO分型
高胆固醇血症	增高	/	/	Ⅱa
高脂血症	/	增高	/	Ⅰ、Ⅳ
混合型高脂血症	增高	增高	/	Ⅱb、Ⅲ、Ⅳ、Ⅴ
低HDL－C血症	/	/	降低	

（三）学习结果评价

学习结果评价如表7－2－3所示。

表7－2－3　学习结果评价表

序号	评价内容	配分	评分标准	自评	互评	考评	均分
1	接待顾客	10	（1）仪容仪表5分 （2）积极主动接待顾客，热情招呼5分				
2	听主诉	10	（1）耐心、认真聆听10分 （2）打断主诉或未听完整扣5分				
3	询问症状	40	（1）询问顾客的具体症状10分 （2）询问疾病史、用药史、过敏史、就诊史10分				

序号	评价内容	配分	评分标准	自评	互评	考评	均分
			（3）询问顾客是否有良好的饮食卫生习惯 10分 （4）询问顾客家族是否有高脂血症10分				
4	结论	40	能够准确判断案例中患者的疾病40分				
	合计						

职业能力7-2-2　准确开展高脂血症的用药指导和健康教育

一、常用治疗高脂血症的药物

（一）化学药

临床常用的调节血脂药物种类有他汀类、贝特类、烟酸类、胆酸螯合剂、胆固醇吸收抑制剂等，详见表7-2-4。

表7-2-4　常用治疗高脂血症的药物

类别	代表药	作用机制	适应证	用药指导	禁忌证
他汀类	辛伐他汀 洛伐他汀 普伐他汀 氟伐他汀 阿托伐他汀钙 瑞舒伐他汀 匹伐他汀	竞争性抑制细胞内胆固醇合成早期过程中限速酶的活性而发挥调脂作用	高胆固醇血症或以高胆固醇为主混合型	头痛、失眠、腹胀、恶心、腹泻、腹痛、肝脏血清酶升高和肌病（包括肌痛、肌炎和横纹肌溶解）	
贝特类	苯扎贝特 非诺贝特 吉非贝齐	能抑制乙酰辅酶A羧化酶，减少肝脏内甘油三酯的合成，常作为高甘油三酯血症的首选药物	高甘油三酯血症或以高甘油三酯为主混合型，低HDL-C血症	腹胀、恶心、腹泻、消化不良、便秘、胆石症等，少数也可出现肝脏血清酶升高和肌病	严重肝肾功能不全者禁用
烟酸类	烟酸缓释剂 阿昔莫司	降脂作用机制尚不十分明确，常作为运动和饮食控制的辅助治疗药物	原发性高胆固醇血症或以高胆固醇为主混合型，高甘油三酯血症	颜面潮红、高血糖、高尿酸血症、胃肠道不适、肝功能损害等	糖尿病、消化性溃疡、高尿酸血症、慢性肝病的患者禁用
胆酸螯合剂	考来替泊 考来烯胺	主要为碱性阴离子交换树脂，在肠道内能与胆酸呈不可逆结合	高胆固醇血症	胃肠不适、便秘、脂肪泻，还会影响某些药物的吸收降低疗效	异常β脂蛋白血症、高甘油三酯血症和胆道完全闭塞的患者禁用

类别	代表药	作用机制	适应证	用药指导	禁忌证
胆固醇吸收抑制剂	依折麦布	可有效地抑制肠道胆固醇的吸收	高胆固醇血症和以胆固醇升高为主的混合型高脂血症	头痛和恶心,少数可出现肝脏血清酶升高	活动性肝病或血清氨基转移酶持续升高者禁用
其他	普罗布考	通过掺入到脂蛋白颗粒中影响脂蛋白代谢,而产生调脂作用	高胆固醇血症,尤其适用纯合子型家族性高胆固醇血症及黄色瘤患者	恶心、腹泻、消化不良、血浆尿酸浓度增高等不良反应,非常少见却最严重的不良反应是引起Q-T间期延长	Q-T间期延长或室性心律失常者禁用
	ω-3脂肪酸(鱼油主要成分为n-3脂肪酸即ω-3脂肪酸)	可降低甘油三酯和升高 HDL-C,对胆固醇和LDL-C无影响	高甘油三酯血症和以高甘油三酯为主混合型	恶心、消化不良、腹胀、便秘等消化道症状,少数可出现转氨酶或肌酸激酶轻度升高,偶见出血倾向	有出血倾向者禁用

注:Q-T是指自 Q 波(或 R 波)起点到 T 波结束的时间,称为 Q-T 间期,代表心室开始除极到复极结束的全部时间。

（二）中成药

1. 脂必泰胶囊　具有健脾消食,除湿祛痰,活血化瘀的功效。可用于高脂血症,也可用于高脂血症及动脉粥样硬化引起的其他心脑血管疾病的辅助治疗。

2. 血脂康胶囊　具有化浊降脂,活血化瘀,健脾消食的功效。可用于痰阻血瘀所致的高脂血症,症见气短、乏力、头晕、头痛、胸闷、腹胀、食少纳呆;也可用于高脂血症及动脉粥样硬化引起的其他心脑血管疾病的辅助治疗。

3. 脂必妥胶囊　具有健脾消食,除湿祛痰,活血化瘀的功效。可用于高脂血症;也可用于高脂血症及动脉粥样硬化引起的其他心脑血管疾病的辅助治疗。

二、常用治疗高脂血症药物的用药指导

（一）合理选择药物

1. 高胆固醇血脂　首选他汀类,如效果不明显,可联用依折麦布或胆酸螯合剂。

2. 高甘油三酯血症　首选贝特类,也可选用烟酸类和多烯脂肪酸类。

3. 混合性高脂血症　一般首选他汀类;当血清 TG≥5.65 mmol/L 时,首选贝特类,以避免急性胰腺炎。

4. 总胆固醇和甘油三酯二者均增高时　他汀类与贝特类药物联用,但要选择副作用小的药物,不同时间给药。

（二）用药注意事项

（1）动脉粥样硬化性心血管疾病患者及高危、很高危患者用药需在医生指导下长期或终生使用,不能只因低密度脂蛋白胆固醇达标而私自停药。

（2）若应用某种他汀类药物发生不良反应,可换用另一种他汀类药物、减少剂量服用或换用非他汀类调脂药治疗。

（3）贝特类药物单用或与他汀类药物联用,均易发生肌病,增加横纹肌溶解症的发生率。因此,贝特类不能与他汀类药物合用。而非诺贝特与他汀类联合应用发生肌病的可能性相对较少,一般是清晨服用贝特类,夜间服用他汀类,禁止两种贝特类联用。若因治疗需要,贝特类与他汀类药物联用时,须定期检测肝酶与肌酶。

（4）他汀类药物避免与大环内酯类抗菌药(阿奇霉素除外)合用。服药期间如出现不明原因的肌痛或关节无力,尤其是伴有全身不适、发热时应立即就诊。

（5）饮用大量西柚汁(1L/日以上)、嗜酒者,应避免应用他汀类药物或仅用小剂量,密切随访。

（6）他汀类药物最危险的不良反应是横纹肌溶解,严重者可以引起死亡,因此治疗中需定期检测肝酶与肌酶。

（7）应用烟酸类药物时需定期复查血尿酸、肝酶、血糖等。

（8）考来烯胺可严重影响依折麦布的吸收,必须合用时需在服用考来烯胺前2小时或后4小时服用依折麦布。

三、健康教育

（一）了解疾病

向患者及家属解释引起高脂血症的主要危害是导致动脉粥样硬化,这是很多心脑血管疾病独立而重要的危险因素,应引起高度重视,需要坚持长期的饮食控制、增加运动、戒烟等生活方式调节,必要时配合药物治疗,将血脂控制在正常水平,以减少心脑血管并发症的发生。临床混合型血脂异常比较多见,对混合型血脂异常仅使用一种降血脂药难以使血脂水平达标,常需要联合其他作用机制不同的调脂药物。联用不同类别调脂药,既可以充分发挥药物互补协同作用,提高血脂控制达标率,同时又可降低不良反应的发生率。临床多采用他汀类或贝特类药物联合其他降血脂药的治疗方案。

（二）定期监测

在药物治疗时必须提醒患者及家属注意观察药物的不良反应,并定期到医院复查血脂、肝功能、肾功能及进行肌酶学检查,治疗中有明显不适需随时到医院就诊。有冠心病、糖尿病、原发性高脂血症家族史者、40岁以上男性及绝经期后女性应每年定期做血脂、血糖、肝功能等全面检查。

饮食与非药物治疗3～6个月后,应复查血脂水平,如能达到要求即继续非药物治疗并每6～12个月复查1次,如血脂水平仍高于正常的情况则需服用调脂药物治疗。药物治疗后4～8周复查血脂,如血脂能达到目标值,逐步改为每6～12个月复查1次,如开始治疗3～6个月复查血脂仍未达到目标值,则需要调整剂量或药物种类,或联合药物治疗,再经4～8周后复查。药物治疗中要定期检查肝酶、肌酶,如明显升高,则需暂停给药,遵医嘱予以对症处理。

（三）饮食治疗

饮食治疗是高脂血症的基础治疗,无论是否应用调脂药物治疗,必须进行饮食治疗。合理膳食原则为低能量、低脂肪酸、低胆固醇、低糖、高纤维膳食,要根据理想体重及劳动强度等制定总热量,脂肪摄入量<30％总热量,脂肪酸的摄入要以富含不饱和脂肪酸的植物油为主,可以多食一些富含纤维的蔬菜如蘑菇、木耳、油菜、洋葱、海带、茄子、芹菜、冬瓜等。限制饮酒,禁烈性酒。

（四）运动治疗

运动治疗也是高脂血症的基础治疗,增加有规律的体力活动,尤其是有氧运动,如步行、慢跑、游泳、骑自行车、体操等,可以有助于控制体重,使血脂水平降低。运动方式和运动量应适合患者具体情况,注意循序渐进、持之以恒,运动时运动强度不宜过大。

（五）防治并发症

高脂血症的主要危害是脂质在血管内皮沉积并发动脉硬化,包括冠状动脉粥样硬化、脑动脉粥样硬化、肢体大动脉粥样硬化等,因此需要定期进行相关检查。一旦发生,除调脂治疗外,常需配合抗血小板聚集及血栓形成药、抗氧化药、抗动脉壁损伤药共同治疗,因此对高脂血症需积极防治并发症。血脂异常既是糖尿病的常见并发症,又是心血管病的独立危险因素,调脂治疗可以显著降低糖尿病患者心血管事件的发生率,因此对糖尿病合并高脂血症患者必须积极治疗,除饮食调节、运动锻炼和戒烟等治疗性生活方式干预外,还应按危险程度决定是否应用调脂药物,低度危险者根据临床考虑是否加用调脂药物治疗,中度危险、高危患者必须用调脂药物治疗。

代谢综合征的血脂异常表现为甘油三酯水平高、HDL‐C 水平低、LDL‐C 增多。甘油三酯在许多非脂肪组织器官如肝脏、骨骼肌、胰腺等沉积,从而引起肝脏及外周组织的胰岛素抵抗。防治代谢综合征的主要目标是预防临床心血管病以及 2 型糖尿病的发病,对已有心血管疾病者则要预防心血管事件再发。除调脂治疗外,还需积极通过生活方式和药物治疗控制血糖和血压,其中积极持久的生活方式治疗是达到上述目标的基础措施,如控制仍不达标,则需在启动生活方式治疗的基础上,再用调脂药物治疗。

四、赛前演练

（一）演练任务

顾客李某 1 周前,在医院检查诊断为高脂血症,以高胆固醇血症为主。1 周以来服用辛伐他汀治疗,持医生处方前来购药,向药店工作人员咨询如何用药、注意事项。

任务:能准确开展用药指导和健康教育。

（二）操作步骤

操作步骤如表 7‐2‐5 所示。

表 7‐2‐5　操作步骤表

序号	操作步骤	操作标准	注意事项
1	询问病情	（1）询问家族史 （2）询问饮食习惯 （3）询问生活习惯 （4）疾病诊断情况	对"病"用药:患者为高脂血症以高胆固醇血症为主,可服用他汀类药物

续　表

序号	操作步骤	操作标准	注意事项
2	指导用药	辛伐他汀:一日1次,一次1片(10 mg),密封,在30℃以下保存	辛伐他汀注意事项:服用该药,可能会出现头痛、失眠、腹胀、恶心、腹泻、腹痛、肝脏血清酶升高和肌病(包括肌痛、肌炎和横纹肌溶解)等不良反应,治疗中需定期检测肝酶与肌酶
3	对患者进行健康教育	(1) 介绍疾病 (2) 定期监测 (3) 饮食治疗 (4) 运动治疗 (5) 防治并发症	高脂血症主要危害是导致动脉粥样硬化,需定期到医院检查,饮食治疗、运动治疗是高脂血症的基础治疗

（三）学习结果评价

学习结果评价如表7－2－6所示。

表7-2-6　学习结果评价表

序号	评价内容	配分	评分标准	自评	互评	考评	均分
1	是否对"病"用药	50	(1) 考虑因素:性别、年龄、家族史、疾病史、用药史、生活方式等20分 (2) 根据症状表现推荐正确的药品30分				
2	是否正确指导用药	30	(1) 服用方法5分 (2) 服用剂量5分 (3) 药物不良反应5分 (4) 药物禁忌5分 (5) 药品贮藏5分 (6) 特殊人群服药注意事项5分				
3	是否正确开展健康教育	20	(1) 正确认识疾病5分 (2) 定期监测5分 (3) 饮食与运动治疗5分 (4) 防治并发症措施5分				
			合计				

工作任务 7-3　糖尿病的用药指导

 岗位情境

　　李大娘,患糖尿病多年,是药店的常客,定期到药店购买降糖药。这天,李大娘拿着医生处方购买降糖药格列齐特,在准备交款时突然感觉心慌、头晕。店员小杨发现大娘面色苍白、出汗、手颤。经了解,李大娘早上出门前已经服用格列齐特,但尚未吃早餐。

　　思考:李大娘可能是由于什么原因导致出现心慌、头晕、脸色苍白、出汗和手颤?药店店员小杨如何正确处理此类情况?

学习目标

知识目标
- 掌握糖尿病的用药指导及健康教育。
- 熟悉糖尿病的临床表现。
- 了解糖尿病的分型。

能力目标
- 能分辨糖尿病的临床表现。
- 能准确开展降血糖药的用药指导和健康教育。

素质目标
- 具备无私奉献、守护健康的职业素养。

药德榜样

　　戴爷爷78岁了,行动不方便。有一天下着暴雨,家中常用降糖药已经用完,他抱着试一试的心态给平日经常光顾的药店打去电话,说明情况后,店员小刘热情地说:"戴爷爷,您需要的这些药,我马上帮您送过来。"

　　不一会儿工夫,小刘将药品装袋完毕,开着她的电动车将药送到了戴爷爷家中。她特别叮嘱用药注意事项,还说:"为了您的健康,以后遇到恶劣天气,请不要外出,避免摔伤。如有需要,随时给我们打电话!"之后,戴爷爷还多次要求提供送药上门的服务,小刘和她的同事们都第一时间进行了处理,及时将药品送到了他的家中。

平日里的锦上添花可能不会令人记忆犹新,但危难之时的雪中送炭却会令人记忆深刻。小刘说:"不管外界的环境如何改变,我们服务顾客的热情却始终不变!"小刘不忘初心,始终坚守在守护百姓健康的工作岗位上,风雨无阻,无私奉献,是我们每一位医药工作者学习的榜样。

职业能力 7−3−1 分辨糖尿病的临床表现

一、基本知识

(一)概念

糖尿病是一组由多病因引起的以慢性高血糖为特征的代谢性疾病,是由于胰岛素分泌和(或)作用缺陷所引起。

糖尿病的病因与发病机制复杂,多与遗传、环境、免疫等因素有关。长期糖、脂肪及蛋白质代谢紊乱可引起多系统损害,导致眼、肾、神经、心脏、血管等组织器官慢性进行性病变,功能减退甚至衰竭;病情严重者可发生急性严重代谢紊乱,如糖尿病酮症酸中毒、糖尿病高渗综合征。

(二)分型

临床上将糖尿病分为 1 型糖尿病即胰岛素依赖型糖尿病、2 型糖尿病即非胰岛素依赖型糖尿病、妊娠糖尿病和其他特殊类型糖尿病 4 种类型,以 1 型和 2 型糖尿病多见。

有糖尿病症状(如烦渴多饮、多尿和不明原因的体重下降等),且具备以下一项即可诊断为糖尿病:随机血糖$>$11.1 mmol/L(200 mg/dL),或空腹血糖$>$7.0 mmol/L(126 mg/dL),或口服葡萄糖糖尿量试验后 2 h 血糖$\geq$11.1 mmol/L(200 mg/dL)。

(三)临床表现

1 型糖尿病多发生于幼年或青少年时期,由于胰岛 B 细胞功能丧失、胰岛素绝对缺乏所致。有典型的多尿、多饮、多食、体重减少等"三多一少"症状。该型患者起病急,血糖波动较大,症状明显,易发生酮症酸中毒,依赖胰岛素维持治疗。

2 型糖尿病多发生于成年人,由于胰岛 B 细胞功能减弱、胰岛素相对缺乏,伴有一定的诱因下也可发生酮症酸中毒或高渗性昏迷。

随着病情发展,脂肪、蛋白质代谢紊乱,有些患者常出现眼、肾、心脏、神经、血管等组织器官慢性进行性病变,常见的慢性并发症有:①动脉硬化、冠心病等;②视网膜病变、糖尿病性肾病等微血管病变;③缺血性脑卒中、周围神经炎、自主神经功能紊乱等神经系统病变;④糖尿病足(严重时足部缺血、溃疡坏死)及白内障、青光眼等其他眼部并发症;⑤各种感染,如结核病、体癣、肾盂肾炎等。急性并发症有糖尿病酮症酸中毒、糖尿病非酮症高血糖高渗性昏迷等。

二、赛前演练

（一）演练任务

李大娘,女,56 岁,多饮、多食、消瘦 4 年多。4 年前无明显诱因出现烦渴、多饮,饮水量每日达到 4 000 mL,伴尿量增多,主食由 300 mL/d 增至 500 mL/d,体重在 6 个月内下降 5 kg,门诊测血糖为 12.5 mmol/L。

任务:请准确分辨患者所患糖尿病的类型。

（二）糖尿病分辨适用表

糖尿病分辨如表 7-3-1 所示。

表 7-3-1 糖尿病分辨适用表

序号	症状	判断标准	判断结果
1	(1) 出现多尿、多饮、多食、体重减少等"三多一少"症状。起病急,血糖波动较大,症状明显,易发生酮症酸中毒,依赖胰岛素维持治疗 (2) 血糖值出现异常	(1) 多饮、多尿、多食、体重减少 (2) 随机血糖≥11.1 mmol/L(200 mg/dL) (3) 空腹血糖>7.0 mmol/L(126 mg/dL) (4) 口服葡萄糖糖尿量试验后 2 h 血糖≥11.1 mmol/L(200 mg/dL)	1 型糖尿病
2	(1) 一般有家族遗传病史 (2) 血糖值出现异常	(1) 随机血糖>11.1 mmol/L(200 mg/dL) (2) 空腹血糖>7.0 mmol/L(126 mg/dL) (3) 口服葡萄糖糖尿量试验后 2 h 血糖≥11.1 mmol/L(200 mg/dL)	2 型糖尿病

（三）学习结果评价

学习结果评价如表 7-2-5 所示。

表 7-3-2 学习结果评价表

序号	评价内容	配分	评分标准	自评	互评	考评	均分
1	接待顾客	10	(1) 仪容仪表 5 分 (2) 积极主动接待顾客,热情招呼 5 分				
2	听主诉	10	(1) 耐心、认真聆听 10 分 (2) 打断主诉或未听完整扣 5 分				
3	询问症状	40	(1) 询问顾客的具体症状 10 分 (2) 询问疾病史、用药史、过敏史、就诊史 10 分 (3) 询问顾客是否家族遗传病史 10 分 (4) 询问顾客是否服用升高血糖的食物或药物 10 分				
4	结论	40	能够准确判断案例中患者的疾病 40 分				
合计							

职业能力7-3-2　准确开展糖尿病的用药指导和健康教育

一、常用治疗糖尿病的药物

（一）化学药

治疗糖尿病的药物包括胰岛素和口服降糖药。

1.胰岛素　易被消化酶破坏，口服无效，采用皮下注射或静脉注射给药。皮下注射宜选用皮肤疏松部位如上臂、大腿内侧、腹部等。

胰岛素用于：①1型糖尿病；②口服降血糖药治疗未能控制的2型糖尿病；③糖尿病发生严重并发症者，如酮症酸中毒及非酮症高渗性昏迷；④糖尿病合并重度感染、消耗性疾病、创伤、手术、妊娠分娩等。常用的胰岛素详见表7-3-3。

表7-3-3　常用的胰岛素表

分类	品种	起效时间(h)	药效高峰(h)	维持时间(h)	服药时间(min)
速效	门冬胰岛素	0.15~0.25	1~3	2~5	餐前5~15
	赖脯胰岛素	0.15~0.25	1~3	2~5	餐前5~15
短效	中性胰岛素	0.5~1	2~5	6~8	餐前20~40
	低精蛋白锌胰岛素	2~3	4~12	13~24	餐前30~60
中效	精蛋白锌胰岛素	3~4	8~20	24~36	早餐或晚餐前
长效	甘精胰岛素	2~3	无峰值	24	可睡前1次
	地特胰岛素	3~4	3~14	24	可睡前1次
预混	双时相低精蛋白锌单峰胰岛素	0.3~1	2~8	24	每日1~2次餐前15~30

2.口服降糖药　分为促胰岛素分泌剂和非促胰岛素分泌剂。前者包括磺酰脲类、格列奈类、二肽基肽酶4(DPP-4)抑制剂；后者包括双胍类、噻唑烷二酮类、α-葡萄糖苷酶抑制药，详见表7-3-4。

表7-3-4　常用口服降糖药

类别	代表药	作用机制	适应证	主要不良反应	禁忌证
磺酰脲类	甲苯磺丁脲格列本脲格列吡嗪格列齐特格列美脲格列喹酮	属于胰岛素促泌剂，通过刺激胰岛素B细胞分泌胰岛素，增加体内的胰岛素而降低血糖	2型糖尿病非肥胖者，胰岛素抵抗者加用	低血糖反应和胃肠道反应	60岁以上的老年人(易发生低血糖反应)慎用；1型糖尿病者不可单独使用磺酰脲类药，对磺胺类过敏者禁用

类别	代表药	作用机制	适应证	主要不良反应	禁忌证
格列奈类	瑞格列奈 那格列奈	属于非磺酰脲类的胰岛素促泌剂	2型糖尿病尤其以餐后血糖升高为主者	低血糖反应	
二肽基肽酶4抑制剂	西格列汀	西格列汀能够以葡萄糖依赖的方式增加胰岛素释放并降低胰高糖素水平	2型糖尿病	低血糖反应	
双胍类	苯乙双胍 二甲双胍 丁福明	（非促胰岛素分泌剂）	2型糖尿病尤其是肥胖者	容易出现厌食、恶心、腹泻、口中有金属味等胃肠道反应	
噻唑烷二酮类	吡格列酮 罗格列酮 恩格列酮	胰岛素增敏剂。增加骨骼肌、脂肪组织对葡萄糖的摄取，并提高组织细胞对胰岛素的敏感性而降血糖	2型糖尿病尤其是伴有高血脂者	胃肠道反应、水肿、体重增加、肝功能损害	有心力衰竭和肝病者慎用，因能损害肝脏，应该定期做肝功能检查
α-葡萄糖苷酶抑制药	阿卡波糖 伏格列波糖	通过抑制多种葡萄糖苷酶，延缓食物分解为可吸收的葡萄糖、果糖的过程，从而降低餐后高血糖	餐后血糖升高为主的2型糖尿病	腹胀、排气增多或腹泻，应在进食第一口食物时服用	

（二）中成药

1. 消渴丸　滋肾养阴，益气生津。用于气阴两虚所致的消渴病，症见多饮、多尿、多食、消瘦、体倦乏力、眠差、腰痛；2型糖尿病见上述证候者。

2. 养阴降糖片　养阴益气，清热活血。用于气阴不足、内热消渴，症见烦热口渴、多食多饮、倦怠乏力的2型糖尿病患者。

3. 芪蛭降糖片　益气养阴，活血化瘀。用于气阴两虚、血瘀引起的口渴多饮，多尿易饥，体瘦乏力，自汗盗汗，面色晦暗，肢体麻木；2型糖尿病。

4. 金芪降糖片　清热益气。用于消渴病气虚内热证，症见口渴喜饮，易饥多食，气短乏力；轻、中型的2型糖尿病患者。

5. 降糖甲片　补中益气，养阴生津。用于气阴两虚的2型糖尿病。

6. 参芪降糖片　益气滋阴补肾。主治气阴不足肾虚消渴，用于2型糖尿病。

二、常用治疗糖尿病药物的用药指导

（一）合理选择药物

1. 单药治疗　如果单纯生活方式干预不能使血糖控制达标，应开始单药治疗。1型糖尿病常选用胰岛素治疗；2 型糖尿病首选二甲双胍治疗，若无禁忌证，二甲双胍应一直保留在 2 型糖尿病的药物治疗方案中。

不耐受二甲双胍患者可选择 α-葡萄糖苷酶抑制药或促胰岛素分泌剂；单纯餐后血糖高，而空腹和餐前血糖不高首选 α-葡萄糖苷酶抑制药；餐后血糖升高为主，伴餐前血糖轻度升高，首选噻唑烷二酮类胰岛素增敏剂，糖尿病合并肾病者可首选格列喹酮。

2. 二联与三联治疗　如单独使用二甲双胍治疗而血糖仍未达标，则可进行二联治疗，加用促胰岛素分泌剂、α-葡萄糖苷酶抑制药、二肽基肽酶 4 抑制剂、噻唑烷二酮类和胰岛素等。如使用二联治疗血糖仍未达标，则可进行三联治疗，即在二甲双胍的基础上再加用两种不同作用机制的降糖药物。

（二）用药注意事项

（1）胰岛素常见不良反应有：①低血糖反应：轻者表现为饥饿感、出汗、心悸、焦虑不安、面色苍白、震颤等症状，重者可出现惊厥、昏迷、休克，甚至死亡；出现低血糖反应时，应立刻食用含糖类的食品或饮料，严重者应立即静脉注射 50％葡萄糖溶液；②过敏反应：可表现为皮疹、血管神经性水肿，严重者出现过敏性休克；使用高纯度制剂或人胰岛素可减少过敏反应的发生；③胰岛素抵抗：可通过更换制剂或对剂量进行适当调整来减轻；④局部反应：皮下注射处可出现红肿、硬结、脂肪萎缩等，预防措施为经常更换注射部位。

（2）未开封的胰岛素应放在冰箱 2～8℃避光保存，已开封的胰岛素在室温下（＜30℃），远离直接加热和光照直射条件下保存。

（3）磺酰脲类降糖药服药时间为餐前或餐中服用，服药后应按时进餐，防止低血糖。患者服药期间饮酒或与一些药物合用如西咪替丁、阿司匹林、贝特类降脂药、丙磺舒、别嘌醇等会使其血药浓度增加，从而增加了降糖作用，容易出现低血糖反应；与 β 受体阻断药合用会掩盖低血糖症状。

（4）格列奈类降糖药：餐前 15 分钟内服用。

（5）餐中、餐后服用双胍类降糖药可减轻胃肠道不良反应。服用双胍类降糖药期间：①需定期检查血象，因双胍类干扰维生素 B_{12} 的代谢，可引起巨幼细胞贫血；②尽量不饮酒、禁止酗酒，否则易引起低血糖反应；③当出现不明原因的过度呼气、肌肉疼痛、嗜睡、乏力时应立即停药，及时就医。

三、健康教育

1. 了解疾病　糖尿病是一种需终身治疗的疾病，治疗目的在于控制血糖，减少、延缓并发症，提高生存质量，延长寿命。使用治疗糖尿病药物时，应遵医嘱，不能随意自行更换药物。糖尿病的治疗强调早期、长期、综合治疗及治疗方法个体化原则。国际糖尿病联盟提出糖尿病的治疗包括糖尿病教育、饮食控制、运动疗法、血糖自我监测和药物治疗 5 个要点，又称为"五驾马车"。

2. 定期监测　用药过程中，需做好血糖监测，并做好记录，发现血糖波动过大，及时到医院就医。还需要定期到医院检查血压、血脂、肝肾功能、眼底及神经系统，发现情况及时处理。大多数降糖药容易出现低血糖反应，表现为饥饿、心慌、头晕、出汗、震颤甚至休克，如果出现应立刻平卧并补充葡萄糖。

3. 饮食治疗　饮食治疗是各种类型糖尿病基础治疗的首要措施。饮食治疗的原则是控制总热量和体重,减少食物中脂肪,尤其是饱和脂肪酸含量,增加食物纤维含量。

在饮食治疗过程中应注意:①严格控制各种甜食,包括糖、甜点、含糖饮料等;②按时进食,能够很好地掌握进食量,有效地控制血糖和减少低血糖反应;③多吃含纤维素高的食物,当出现饥饿感时,可增加含糖量比较小(含糖量<5%)的蔬菜的摄入,如小白菜、菠菜、油菜、大白菜、卷心菜、冬瓜、黄瓜、丝瓜和西红柿等;④戒烟限酒,限制进盐量,食盐<5 g/d;⑤注意监测体重,每周测量体重 1 次,如有异常则及时就医。

4. 运动治疗　适当的运动有利于控制体重、提高胰岛素敏感性,改善糖和血脂代谢,利于控制血压,患者应根据自身条件选择适宜的运动。一般推荐中等强度的有氧运动(如快走、打太极拳、骑自行车、打高尔夫球和园艺活动等),运动时间每周至少 150 分钟。当血糖>14~16 mmol/L、明显的低血糖症状或血糖波动较大、有糖尿病急性代谢并发症以及各种心、肾等器官严重慢性并发症者暂不适宜运动。

运动治疗时应注意:①循序渐进,长期坚持;②主张餐后运动,并在运动时随身携带含糖的食物或饮料,当出现饥饿感、心慌、头晕、四肢无力甚至颤抖时立刻停止运动,并适当补充糖。

5. 防治并发症　糖尿病患者感染时的危险性明显高于正常人,应避免出现外伤和感染。患者应养成良好的生活卫生习惯,保持全身和局部的清洁,尤其是口腔、皮肤、会阴部的清洁;做好足部护理包括经常足部按摩,避免足部受伤,保持足部清洁等;注射胰岛素注意皮肤消毒,发现感染及时就医。患者及家人应学会发现和观察低血糖反应、酮症酸中毒、高渗性昏迷等并发症,如果出现并发症需及时就医。避免酮症酸中毒的诱发因素如感染、胰岛素量不足、创伤和饮食不当等。高渗性昏迷常发生在感染、急性胃肠炎、胰腺炎、脑血管意外、使用糖皮质激素和利尿药等情况,应注意预防和监测。

知识链接

1. 糖尿病酮症酸中毒　糖尿病代谢紊乱时,脂肪分解加速,在肝脏形成大量酮体,血酮体升高,发生代谢性酸中毒,表现为糖尿病症状加重,疲乏、四肢无力、极度口渴、多饮多尿。酸中毒时出现食欲减退、恶心和呕吐,常伴有头痛、嗜睡、烦躁不安、呼吸加深加快,有烂苹果味。进一步发展会出现血压下降,反应迟钝甚至消失,出现昏迷,血糖、血酮体明显升高,尿糖、尿酮体强阳性。

2. 高渗性非酮症糖尿病昏迷(高渗性昏迷)　糖尿病代谢紊乱的另一类型,表现为多尿多饮,随着失水增加而出现嗜睡、幻觉、定向障碍、偏盲、偏瘫等,严重会出现昏迷。血糖、血钠及血浆渗透压明显升高,尿糖强阳性,多无酮体。

3. 感染　糖尿病患者常发生疖、痈等皮肤感染,体癣、手足癣等皮肤感染也比较常见;膀胱炎和肾盂肾炎是泌尿系统最常见的感染,多见于女性,易反复发作而转变为慢性;糖尿病患者肺结核发病率比正常人群明显偏高,发病后多进展较快,易形成空洞。

四、赛前演练

（一）演练任务

李某,男性,50 岁,诊断为 2 型糖尿病 2 个多月,医生开具含有格列美脲片的处方。患者持医生处方来药店购药,并向药店工作人员咨询如何用药、注意事项。

任务:能准确开展用药指导和健康教育。

（二）操作步骤

操作步骤如表 7-3-5 所示。

表 7-3-5　操作步骤表

序号	操作步骤	操作标准	注意事项
1	询问病情	（1）询问家族史 （2）询问饮食习惯 （3）询问生活习惯 （4）询问血糖值	
2	测量血糖	（1）校对 （2）净手、消毒 （3）取血 （4）加压取血部位,读取数值 （5）记录血糖值	试纸不过期,试纸保持干燥,与血糖仪代码一致;用碘伏消毒皮肤,待消毒部位干燥后方可测定;选择手指侧面采血,刺破皮肤后请勿用力挤压以免组织液混入血样
3	用药指导	格列美脲片:一日 1 次,一次 1 片（1 mg）,密闭,30℃以下保存	（1）应用格列美脲片治疗过程中,必须定期测定血糖和尿糖水平。另外,建议定期测定血红蛋白。长期按时服用,不可中途停药或擅自更换药品,定期监测血糖值 （2）应根据目标血糖水平调整格列美脲片的剂量。格列美脲片的剂量必须是足以达到目标代谢控制的最低剂量 （3）如果发生如漏服的错误,不得通过之后服用更大剂量的药物来纠正
4	对患者进行健康教育	（1）介绍疾病 （2）定期监测 （3）饮食治疗 （4）运动治疗 （5）防治并发症	

（三）学习结果评价

学习结果评价如表 7-3-6 所示。

表 7-3-6　学习结果评价表

序号	评价内容	配分	评分标准	自评	互评	考评	均分
1	是否对"病"用药	50	（1）考虑因素：性别、年龄、家族史、疾病史、 　　用药史、生活方式等 20 分 （2）根据症状表现推荐正确的药品 30 分				
2	是否正确指导用药	30	（1）服用方法 5 分 （2）服用剂量 5 分 （3）药物不良反应 5 分 （4）药物禁忌 5 分 （5）药品贮藏 5 分 （6）特殊人群服药注意事项 5 分				
3	是否正确开展健康教育	20	（1）正确认识疾病 4 分 （2）定期监测 4 分 （3）饮食治疗 4 分 （4）运动治疗 4 分 （5）防治并发症 4 分				
合计							

工作任务 7－4 高尿酸血症与痛风的用药指导

 岗位情境

王大爷,56 岁,于 1 周前无明显诱因出现右足红肿疼痛,活动受限,无发热寒战,无头痛头晕,无胸闷气短,无腹胀疼痛。在医院检查血尿酸,数值为 650 μmol/L。

思考:请问王大爷所患何种疾病?

学习目标

知识目标
- 掌握高尿酸血症与痛风的用药指导及健康教育。
- 熟悉痛风的临床表现。
- 了解引起高尿酸血症与痛风的病因。

能力目标
- 能分辨高尿酸血症与痛风的临床表现。
- 能准确开展高尿酸血症与痛风的用药指导和健康教育。

素质目标
- 具备关爱他人、守护健康的职业素养。

药德榜样

高伯伯是一位痛风的患者,会定期到药店购买药品。他腿脚不利索,遇到寒风还会隐隐作痛,平时拄着拐杖走路。药店店员小杨每次看到他子女不在身边陪同时,都会主动去搀扶高伯伯,并与高伯伯开心聊天,逗得高伯伯哈哈大笑。结束后,高伯伯脸上都是挂着微笑离开药店。小杨都会亲切地叮嘱一句"请小心,慢走"。高伯伯虽然嘴上没说什么,但是温暖与安心溢于言表。小药店,大奉献,药店工作人员作为健康的守护者,在帮助患者治疗疾病的同时,还可以给患者带来开心。

职业能力 7-4-1 分辨高尿酸血症与痛风的临床表现

一、基本知识

（一）概念

高尿酸血症是指机体嘌呤代谢紊乱，尿酸分泌过多或肾脏排泄功能障碍，使尿酸在血液中积聚的状态。血尿酸超过其在血液或组织液中的饱和度可在关节局部形成单钠尿酸盐结晶并沉积，诱发局部炎性反应和组织破坏，即痛风。

尿酸是嘌呤代谢的最终产物，在正常生理情况下，嘌呤合成与分解处于相对平衡状态，尿酸的生成与排泄也较恒定。正常人血浆中尿酸含量男性高于女性。

高尿酸血症是指血液中尿酸浓度超出正常范围的一种机体状态，是嘌呤代谢障碍或尿酸排泄障碍所致的慢性代谢性疾病。血尿酸正常值：男性 $150\sim350\ \mu mol/L$，女性 $100\sim300\ \mu mol/L$。当嘌呤的代谢异常、体内核酸大量分解或食入高嘌呤食物时，血尿酸水平升高，形成暂无症状、无痛风石形成的高尿酸血症。高尿酸血症诊断是在正常嘌呤饮食状况下，非同日 2 次空腹尿酸水平：男性 $>420\ \mu mol/L(7.0\ mg/dL)$，女性 $>360\ \mu mol/L(6.0\ mg/dL)$。

部分高尿酸血症患者随着血尿酸水平的升高，过饱和状态的尿酸钠微小结晶析出，沉积于关节、滑膜、肌腱、肾及结缔组织等组织或器官（中枢神经系统除外），形成痛风结石，引发急慢性炎症和组织损伤，出现关节炎、尿路结石及肾疾病等多系统损害。$5\%\sim12\%$ 的高尿酸血症最终发展为痛风。

（二）病因

引起高尿酸血症的原因有：①尿酸生成过多，如高嘌呤饮食、饮酒、药物、溶血、骨髓增生性疾病（白血病、多发性骨髓瘤）、横纹肌溶解（药物、创伤）等均可引起血尿酸生成增加；②尿酸排出减少，如遗传、肥胖、某些药物（噻嗪类利尿药、胰岛素、青霉素、环孢素、阿司匹林等）、肾功能不全、酸中毒；③混合性因素即尿酸生成过多和排出减少同时存在。

引起痛风发作的诱因有关节损伤、暴饮暴食、过度疲劳、受湿冷、药物、感染、创伤及手术等。

（三）临床症状

急性痛风性关节炎发病前没有任何征兆，通常以夜间发作的急性下肢关节疼痛为首发症状。疼痛进行性加重，呈剧痛。发病关节有明显的红、肿、热、痛症状。骨关节损害最常见于手足小关节，以第一跖趾关节损害最为常见（足痛风），足弓、踝关节、膝关节、腕关节和肘关节等也是常见发病部位。

开始几次发作通常只累及 1 个关节，一般只持续数日，逐渐可同时或相继侵犯多个关节。若不治疗可持续数周。最后局部症状和体征消退，关节功能恢复，进入无症状间歇期。间歇期长短的个体差异很大，但都会随着病情进展越来越短。如果不进行防治，每年会发作数次，直至出现慢性关节炎症状，并发生永久性破坏性关节畸形，手、足关节活动受限。

如果病情反复发作，10 年左右可形成慢性痛风性关节畸形，关节周围与身体其他部位皮下可见到结节状突出的痛风石，并可溃破。

尿酸盐沉积在肾脏时，可产生肾结石，表现为血尿、尿频、尿急、尿痛，可引起肾功能不全。

二、赛前演练

（一）演练任务

王大爷,56岁,于1周前无明显诱因出现右足红肿疼痛,活动受限,无发热寒战,无头痛头晕,无胸闷气短,无腹胀疼痛。在医院做血尿酸检查,数值为680 μmol/L。

任务:请根据患者临床表现分辨病症。

（二）高尿酸血症与痛风分辨适用表

高尿酸血症与痛风分辨如表7-4-1所示。

表7-4-1　高尿酸血症与痛风分辨适用表

序号	症状	判断标准	判断结果
1	血尿酸正常值	血尿酸正常值:男性150~350 μmol/L,女性100~300 μmol/L	
2	血尿酸水平升高,形成暂无症状、无痛风结石	正常嘌呤饮食状况下,非同日2次空腹尿酸水平:男性>420 μmol/L(7.0 mg/dL),女性>360 μmol/L(6.0 mg/dL)	高尿酸血症
3	发病关节有明显的红、肿、热、痛症状	(1) 正常嘌呤饮食状况下,非同日2次空腹尿酸水平:男性>420 μmol/L(7.0 mg/dL),女性>360 μmol/L(6.0 mg/dL) (2) 至少1次外周关节或滑囊肿胀、疼痛或触痛 (3) 在有症状的关节或滑膜液中发现尿酸钠结晶或出现痛风结石	痛风

（三）学习结果评价

学习结果评价如表7-4-2所示。

表7-4-2　学习结果评价表

序号	评价内容	配分	评分标准	自评	互评	考评	均分
1	接待顾客	10	(1) 仪容仪表5分 (2) 积极主动接待顾客,热情招呼5分				
2	听主诉	10	(1) 耐心、认真聆听10分 (2) 打断主诉或未听完整扣5分				
3	询问症状	40	(1) 询问顾客的具体症状10分 (2) 询问疾病史、用药史、过敏史、就诊史10分 (3) 询问顾客血尿酸数值10分 (4) 询问顾客具体的疼痛部位10分				
4	结论	40	能够准确判断案例中患者的疾病40分				
			合计				

职业能力 7–4–2 准确开展高尿酸血症与痛风的
用药指导和健康教育

一、常用治疗痛风的药物

在《中国高尿酸血症与痛风诊疗指南（2019）》中指出，指出无症状高尿酸血症患者出现下列情况时可开始降尿酸药物治疗：血尿酸水平≥540 μmol/L 或血尿酸水平≥480 μmol/L 且有下列合并症之一：高血压病、脂代谢异常、糖尿病、肥胖、脑卒中、冠心病、心功能不全、尿酸性肾石病、肾功能损害。建议无合并症患者血尿酸水平控制在＜420 μmol/L；伴合并症时建议控制在＜360 μmol/L。对于伴痛风发作的高尿酸血症治疗，建议当血尿酸≥480 μmol/L 时开始降尿酸药物治疗，控制目标为血尿酸＜360 μmol/L；但如患者伴其他心血管疾病高危因素或痛风性关节炎、慢性肾脏疾病及痛风发作频繁，血尿酸≥420 μmol/L 时即需积极治疗，控制目标为血尿酸＜300 μmol/L。

（一）化学药

1. 痛风急性发作期 尽早使用抗炎药和抑制粒细胞浸润药，此阶段以控制关节炎症（红肿、疼痛）为目的，此阶段不能使用降尿酸药物。

秋水仙碱能够抑制粒细胞浸润，是治疗急性痛风的首选药物。迅速给予秋水仙碱控制疼痛，应用数天后停药，可同时应用非甾体抗炎药（NSAID），若治疗无效或有严重不良反应可使用糖皮质激素进行短程治疗。NSAID 首选对乙酰氨基酚、吲哚美辛或双氯芬酸，次选布洛芬或尼美舒利。

2. 发作间歇期及慢性痛风和痛风肾病期 此期以生活方式调整为主，并使用促进尿酸排出药或抑制尿酸生成药，使血尿酸维持在正常范围，预防急性期的发作及防止痛风结石的形成（表 7–4–3）。急性症状缓解后，方可开始降尿酸治疗。

表 7–4–3 常用治疗痛风的药物

类别	代表药	作用机制	适应证	主要不良反应	禁忌证
抑制粒细胞浸润药	秋水仙碱	秋水仙碱通过降低白细胞活动及吞噬作用，减少炎症介质的释放，减轻炎症反应而产生止痛作用	痛风急性发作期	不宜长期应用，若长期应用可引起骨髓抑制、血尿、少尿、肾衰竭、胃肠道反应等	严重肾功能不全者、妊娠期妇女禁用，年老、体弱者、骨髓造血功能不全、严重心功能不全和肠道疾病者慎用
促进尿酸排泄药	苯溴马隆 丙磺舒	阻止肾小管对尿酸盐的重吸收，增加尿酸排出	发作间歇期及慢性痛风和痛风肾病期	胃肠道反应如恶心、呕吐等	孕妇以及哺乳期妇女、肾功能不全者禁用

类别	代表药	作用机制	适应证	主要不良反应	禁忌证
抑制尿酸生成药	别嘌醇 非布司他	通过抑制黄嘌呤氧化酶使尿酸的生成减少	发作间歇期及慢性痛风和痛风肾病期,适用于尿酸生成过多或不适合用排尿酸药物者	皮疹、胃肠道反应等	孕妇以及哺乳期妇女禁用

非布司他是一种新型非嘌呤类黄嘌呤氧化酶选择性抑制药,不良反应小,口服吸收完全,生物利用度高,食物、抗酸药对其吸收没有明显影响。主要应用于有痛风症状的高尿血症的长期治疗。

（二）中成药

痛风定片:清热祛风除湿,活血通络定痛。用于湿热瘀阻所致的痹病,症见关节红肿热痛,伴有发热,汗出不解,口渴心烦,小便黄;痛风病见上述证候者。

二、常用治疗痛风药物的用药指导

（1）用药前及用药期间应定期检查血尿酸及 24 小时尿酸水平,以此作为调整药物剂量的依据,并定期检查血常规及肝肾功能。

（2）别嘌醇痛风急性期禁用,因其不仅无抗炎镇痛作用,而且会使组织中的尿酸结晶减少和血尿酸下降过快,促使关节内痛风石表面溶解,形成不溶性结晶而加重炎症反应,引起痛风性关节炎急性发作。应用初期可发生尿酸转移性痛风发作,故于初始 4～8 周内宜与小剂量秋水仙碱联合服用。嗜酒、饮茶或喝咖啡均可降低别嘌醇的疗效。

（3）丙磺舒禁用于痛风急性发作期,此药无镇痛和抗炎作用。治疗初期,由于尿酸盐从关节析出,可能会加重痛风发作,可继续服用原剂量,同时给予秋水仙碱和 NSAID。在用药期间应摄入充足的水分(2 500 mL/d),并维持尿液呈微碱性,以减少尿酸结晶和痛风结石及肾内尿酸沉积的危险。

（4）丙磺舒与别嘌醇联合应用时,需酌情增加别嘌醇的剂量,因丙磺舒可加速别嘌醇的排泄,而别嘌醇则可延长丙磺舒的血浆半衰期。丙磺舒不宜与阿司匹林等水杨酸盐联合服用,阿司匹林可抑制丙磺舒的尿酸排出作用,丙磺舒也可抑制阿司匹林由肾小管的排泄,使阿司匹林的毒性增加。

（5）痛风急性期不宜用阿司匹林镇痛。阿司匹林可抑制肾小管的分泌转运而致尿酸在肾脏潴留;并可使血浆糖皮质激素浓度受到抑制、血浆胰岛素增高和血尿酸排泄减少,使尿酸在体内潴留,引起血尿酸水平升高。尽管小剂量阿司匹林会升高血尿酸,但作为心血管疾病的防治手段不建议停用。

三、健康教育

1. 首选非药物治疗,调整生活方式　坚持健康生活方式可避免或减少药物的不良反应,减少痛风反复发作,降低服用药物的剂量。健康生活方式包括避免摄入高嘌呤食物(如动物内脏、海鲜、肉汤、豌豆等);每日饮水 2 000～3 000 mL;戒烟限酒;加强锻炼,控制体重;增加碱性食物(香蕉、桃、番茄、黄瓜、梨、苹果、花菜、萝卜、马铃薯、茄子、海带)的摄取。

2. 预防相关疾病　预防相关慢性疾病如高血脂、高血压、高血糖等;对于合并高血压的患者,必须在降压治疗的同时注意血尿酸水平,特别是联合使用利尿药时,必要时可选择兼具降压和降尿酸作用的血管紧张素Ⅱ受体拮抗药(如缬沙坦)。

3. 避免药源性影响　避免同时应用引起血尿酸升高的药物,例如噻嗪类利尿药。

4. 用药期间不宜行为　服用别嘌醇后可出现眩晕,用药期间不宜驾驶车、船、飞机和操作机械。在用药期间不宜过度限制蛋白质的摄入。

四、赛前演练

(一)演练任务

陈大爷,男,65 岁,喜欢饮酒,1 年前经医院诊断为痛风,医生开具非布司他片。在医院做血尿酸检查,数值为 680 μmol/L。张大爷持医生处方来药店购药。因为需要长期服用此药,向药店工作人员咨询如何用药、注意事项。

任务:能准确开展用药指导和健康教育。

(二)操作步骤

操作步骤如表 7-4-4 所示。

表 7-4-4　操作步骤表

序号	操作步骤	操作标准	注意事项
1	正确推荐药物	推荐西药或者中成药: (1)西药非布司他片,联合使用糠酸莫米松乳膏外用 (2)中成药痛风定片	对"病"用药:患者为痛风
2	用药指导	(1)非布司他:一日 1 次,一次 1 片(20 mg),不超过 25℃密闭保存 (2)痛风定片:一日 3 次,一次 4 片(0.4 g),密闭贮藏	(1)非布司他的注意事项:在降尿酸药物治疗初期可能导致血尿酸值急速降低,诱发痛风性关节炎(痛风发作),故推荐初始剂量为 20 mg,每日 1 次,且可在给药开始 4 周后根据血尿酸值逐渐增加用量,每次增量 20 mg,每日最大剂量为 80 mg,血尿酸值达标(<6 mg/dL 或<360 μmol/L)后,维持最低有效剂量 (2)痛风定片的注意事项:孕妇慎用;服药后不宜马上饮茶
3	对患者进行健康教育	(1)首选非药物治疗,调整生活方式 (2)预防相关疾病 (3)避免药源性影响	(1)用药前及期间,应定期检查血尿酸及 24 h 尿酸水平 (2)调整生活方式、坚持长期治疗,减少痛风反复发作,提高患者治疗的依从性

（三）学习结果评价

学习结果评价如表7－4－5所示。

表7－4－5　学习结果评价表

序号	评价内容	配分	评分标准	自评	互评	考评	均分
1	是否对"病"用药	50	（1）考虑因素：性别、年龄、家族史、疾病史、用药史、生活方式等10分 （2）根据症状表现推荐正确的药品20分 （3）联合用药20分				
2	是否正确指导用药	30	（1）服用方法5分 （2）服用剂量5分 （3）药物不良反应5分 （4）药物禁忌5分 （5）药品贮藏5分 （6）特殊人群服药注意事项5分				
3	是否正确开展健康教育	20	（1）正确认识疾病5分 （2）避免服用引起血尿酸升高的药品5分 （3）预防感染5分 （4）饮食指导5分				
合计							

 灿烂民族医药

藏医药——雪域高原上的一颗明珠

　　世代生活在雪域高原的藏族人民在与自然和各种疾病的斗争中，积累了治疗各种疾病的经验，涌现了许多医学贤圣，丰富了藏医理论，形成了独具特色的藏医药学体系。藏医药学体系是我国民族医药的一颗璀璨的明珠。

　　藏医学是在传承与发展过程中，吸取、融合其他民族医学和外来医学的内容，逐渐形成赋予民族传统等优势的医学，为我国藏区人民的健康和繁衍昌盛做出了重要贡献。藏医学理论是以三因学说为理论核心，五源学说为指导思想，不断充实提高，创造出独特的诊疗体系。三因学说即"龙""赤巴""培根"，五源即土、水、火、气、空。藏药学理论是以五源学说为基础，衍生出六味、八性、十七功效等独特的藏药理论；是藏医学特有的"身心-疾病-药物"为一体的藏医药学思维模式；是以藏药的性质、属性及其用药规律的理论为研究内容。

　　藏医有其独特的诊断特色，例如尿诊法。藏医尿诊法是通过尿液的颜色、蒸汽、残渣物、浮游物、泡沫等特征来诊断疾病的藏医独到的诊断方法。在治疗疾病方面有独特的外治法、药浴法。藏医外治法是指用器械或外用药物治疗身体疾病的一种方法。藏医外治法有放血、按摩、擦身、火灸与艾灸、拔罐、敷（热敷与冷敷）、汤药熏、穿刺、药水浴等多种方法。藏医药浴疗法又称"五味甘露浴"，最早记载于藏医巨著《四部医典》，距今已有1 300余年的历史，藏医药浴主要有水浴、敷浴、汽浴3种方式。

　　长期以来,国家大力支持藏医药的发展,使得藏医药的教育、医疗和产业等领域取得显著成效,并产生了非常好的辐射效应,促进藏医药与其他民族医药的协同发展,共同守护中华民族儿女的健康。

证书考点

请扫描二维码

练一练

（罗统勇、李　健）

数字资源

工作任务8-1　药品盘点

 岗位情境

　　冯店长新开了一家药店,聘请的员工都是自己的亲戚朋友。基于"疑人不用,用人不疑"的考虑,开业6个月以来,从未开展过药品盘点工作。在一次药品监督管理部门的检查中发现存在票货不符、批号混乱以及药品丢失的问题。冯店长百思不得其解,员工都是自己最信任的人,工作也比较认真负责,药店也安装有监控,为什么会出现这样的问题呢?

　　思考:药店出现问题的原因是什么? 如何避免发生上述问题?

 学习目标

　　知识目标
　　● 掌握药品盘点的流程和注意事项。
　　● 熟悉药品盘点的目的。
　　● 了解药品盘点的概念。
　　能力目标
　　● 能完成药品盘点工作。
　　素质目标
　　● 养成认真踏实、实事求是的工作作风。

药德榜样

　　小李被黄经理提拔为某药店的新店长。在药店季末盘点时,小李发现冬虫夏草本应该剩余200 g,实际称量却只有190 g,缺少了10 g。小李担心被黄经理问责,便篡改了盘点表上冬虫夏草的数据,把实际称量为190 g的冬虫夏草篡改成了200 g。在一次销售交易中,黄经理发现冬虫夏草重量存在问题,经查询不存在销售操作异常情况,进一步调查后发现是小李篡改了盘点数据。黄经理指出小李的错误并耐心说明盘点的目的,使小李认识到问题的严重性。小李进行了深刻的反省,表示以后会根据实际数量填写盘点表,实事求是、认真踏实地做好每一次盘点工作。

药品盘点非常重要,它能反映出门店的盈亏情况,有利于发现药店经营管理中存在的问题并及时改进。作为药学工作人员应秉承实事求是的工作态度,不弄虚作假,认真对待工作中的每一个操作细节,分析差错原因,才能避免造成经济损失。

职业能力 8-1-1 完成药品盘点工作

一、基本知识

(一)药品盘点的概念

药品盘点是指为了及时掌握货物的储存、流动情况,确保货物实存数量与账相符,而定期或不定期地对店内的药品进行全部或部分的清点,以确切掌握该时期内的经营业绩和药品资产损耗,确保公司资产安全完整,查找问题并加强管理。

药店每天都有很多的药品进销,加上药品品种、批号繁多,顾客较多,容易导致库存混乱,仅凭每天的营销报表,无法正确判断一定时期内的盈亏情况。通过药品盘点能确切掌握库存情况,准确反映公司的财务状况,掌握耗损情况,加强药品安全监管、库存管理,为药店经营决策提供真实有效的数据。

(二)药品盘点的目的

药品盘点需要投入大量的人力、物力和时间,但它是一项非常重要的工作,能帮助药店及时调整经营策略,提高经营效益。

通过药品盘点可以达到以下目的:①掌握药店经营情况,准确判断盘点周期内的盈亏状况;②掌握和控制药店实际药品的品种、数量,及时恢复药品的电脑库存数据;③确切了解药店的损溢状况,以便在下一个运营周期加强管理,控制损耗,及时调整药店的商品结构;④发掘并清除滞销药品、近效期药品,优化药店经营环境,尽可能降低风险因素。

(三)药品盘点的流程

药品盘点操作一般分为以下几个步骤进行,见图8-1-1。

1. 盘点前准备 药店在药品盘点前,所有人员应熟练掌握盘点的方法和流程。将所有盘点需使用的单据、药品和工具等摆放整齐,破损药品应在记录之后放入待处理区,清理所有药品并保持清洁完好,查看货架底下是否有遗漏药品,空箱或纸箱必须另外存放以免出现错漏。

(1)环境整理:盘点前,对药店所有物品进行清理并摆放整齐,如宣传堆头、POP海报和纸箱等,避

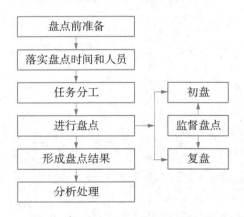

图 8-1-1 药品盘点流程

免药品遗漏。对卫生死角进行清除,确保一切环境都有利于盘点的顺利进行。

(2)单据整理:为了保证所有数据盘点的准确性,药品在盘点前应将相关单据整理好,如进货单据、变价单据、商品调拨单据、前期盘点单据等。然后仔细检查本店电脑系统中有无已经配送到店但还未入库的单据;有无退换货单而未执行的单据;检查有无调回、退回总部或调拨到其他分店而没有做出库处理的单据。同时了解总部是否已经做了相对应的操作,如未操作,应及时进行出库入库等数据输入。

总之,药品盘点前要做到"三清两符",即票证数清、现金点清、往来手续结清、会计记账与柜组账相符、账簿与相关单据相符。

(3)药品整理:必须对本店的所有药品进行清查,严格区分卖品和赠品,将促销陈列的药品和拆零药品归位,严格做到一个药品一个货位,避免出现漏盘或重复盘点。及时清查是否有过期药品、损坏药品,如有,执行报损报废等处理。

(4)工具准备:准备有关的盘点工具与用品。若使用盘点机盘点,需先检验盘点机是否可以正常操作;如采用人工填写的方式,则需准备盘点表、计算器和不同颜色的笔等。

2. 落实盘点时间和人员

(1)落实盘点时间:盘点时间应符合两个原则:一是尽量避免影响营业;二是选择药品库存相对稳定的时间段。

一般盘点时间为月末下班后或晚上顾客较少的时间段。一般门店,可以2个月或一个季度进行1次盘点。新开门店半年内,应保持每月盘点1次。贵重药品及促销特卖品的盘点时间可以为每天、每周、每月。

(2)落实盘点人员:盘点当天应该合理安排值班班次,尽可能让全部员工参与盘点,指定负责人,每个盘点小组应安排有初盘人和复盘人,并且有监督盘点的财务人员在场。

3. 任务分工　根据药店的实际情况,合理划分区域,分配任务,可以按照货架、药店面积划分任务。

4. 进行盘点

(1)人员培训:对盘点人员进行培训,尤其是新员工或者实习生,培训内容如下:①盘点前讲解注意事项及盘点常犯的错误和异常情况的处理,避免出错;②按照实际盘点操作步骤进行讲解;③盘点人员逐一进行操作演习;④各部门主管进行标准操作示范。

(2)盘点方法:常见的盘点方法见表8-1-1。

表8-1-1　盘点方法表

盘点方法		盘 点 内 容
按方法	复式平行盘点	一人负责点实物,另一人负责在盘点表上填写数字并计算金额
	按实地盘点	按商品存放位置、地点的顺序进行盘点
	按账盘点	按盘点表上所列商品的顺序进行盘点
	全面盘点	将店内所有的存货区域进行盘点,一般一年2~3次
	区域盘点	对店内不同区域进行盘点,一般是对贵重药品采取部分区域盘点或抽盘

盘点方法		盘点内容
按时间	营业中盘点	盘点时间门店仍然对外营业
	营业前（后）盘点	门店在关门前(后)盘点,一般是停业后或晚上加班盘点,避免影响营业
	停业盘点	正常的营业时间内停业一段时间盘点,盘点时间应以 POP 海报等形式告知顾客
	定期盘点	每次盘点时间一致(如年末、季末、月末等)的盘点

　　(3) 盘点内容:盘点内容一般包括数量盘点、重量盘点、货与账核对、账与账核对(表8-1-2)。操作内容包括初盘、复盘,监督盘点人员现场监督。

表 8-1-2　药品盘点表

门店:　　　　　　　货架号:　　　　　　　盘点单号:

序号	货号	药品名称	规格	单位	初盘数量	零售价(元)	金额(元)	复盘	抽盘	差异
合计										

初盘人:　　　　　复盘人:　　　　　监盘人:　　　　　盘点时间:

　　初盘:先由初盘人对所有药品进行盘点,见货盘货,或者根据盘点表的顺序,查清每个品种的批号、规格、数量等,由复盘人如实登记。盘点要求做到先点仓库、冷冻库,再点卖场。盘点货架或冷冻柜时,依序由左而右,由上而下操作,每一货架或冷冻柜均视为独立单位,使用单独的盘点表。

　　复盘:由复盘人对药品展开盘点,要先检查盘点与实际是否一致,是否有遗漏区域,和初盘人一样核对每个品种的批号、规格、数量等,并如实登记差异情况。

　　5. 形成盘点结果　　根据原始盘点表,统计出盘盈、盘亏情况,计算金额形成盘点结果。

　　盘盈:盘点实物存数或价值大于账面存数或价值。

　　盘亏:盘点实物存数或价值小于账面存数或价值。

　　6. 分析处理　　盘盈的原因一般有:存在未执行入库的进货单据;调配药品时少配或者错配了相似药品;收银时多收现金。盘亏的原因一般有:错盘、漏盘;计算错误;偷窃,员工或者顾客有偷窃行为;调配药品时多配或者错配了相似药品;收银时少收或者错收了其他相似药品等。

　　根据盘点结果和原因,药店可采用多种方式进行修正,或及时采取措施避免差错的再次发生,常用的方法有平账、奖惩等。

　　(1) 平账:药品在盘点结束后,将有效的盘点表录入电脑,系统自动核对差异情况,如果盘点相关数据没有问题,就上交店长。如果盘点结果与系统不符,应进行复盘、复算,并调查差异原因。初盘人及复盘人核对最终数量,双方在差异表上签字,一经确认,不得更改。无编码的药品无法录入系统的,手工汇总。不论盈亏,在查找出原因后,都应该及时进行库存数据修正,以免差异增大,也方便下一周期的盘点。

(2)奖惩:药品盘点盈亏的多少,可以衡量药店工作人员的工作能力和工作态度,故而对表现好的工作人员,应进行表彰和奖励;反之,除相关责任人要进行赔偿以外,还必须加以处罚。

(3)其他:针对可能出现的其他原因,采取相应措施,如针对失窃,可加强防盗,升级监控设备;如果是系统出错,则应及时维护系统稳定等。

(四)药品盘点的注意事项

1. 做足充分准备,积极执行盘点流程　在盘点前,必须做好充足的准备工作,充分熟悉盘点流程,应规范操作,认真对待。

2. 保持安静的盘点环境　盘点小组成员禁止大声交谈,如已经完成盘点,应立即关闭该柜台,除复盘需要,任何人不得随意进出。同一品种最好一起陈列摆放,如同时陈列在不同货架,必须相互知晓,不能多盘、漏盘。

3. 盘点过程中应做到实事求是　盘点表上的数字填写要清楚,不可潦草让人混淆。数字一旦写错,划线后在旁边修改,盘点人员签名以示负责。清点时,一定要按最小单位清点,不够一个单位的忽略不计,同时取出放入待处理区。特别留意药品的计量单位、规格,一般应按照最小包装规格计量。店长要掌握盘点进度,调度机动人员支援,巡视各盘点区域,找出死角及易漏盘区域。对无法查知药品编号或售价的药品,应立即下架,稍后追查归属。盘点注意大分类和小分类,注明该分类药品所在的货架位置。

4. 清理滞销药品、近效期药品和过期药品　在盘点过程中发现的近效期、过期、污损和滞销等非正常药品,应及时清理出来,单独存放,以作处理。

5. 客观盘点,严禁主观判断库存数量　在盘点时,盘点人不能以任何方式预知盘点表上的库存数据,以免带着先入为主的思想,无意或有意隐瞒实际库存。

6. 盘点结束后,客观分析盘点结果,提出改善对策　盘点结束后,店长应认真分析盘点结果,查找差错原因,并说明情况。一般情况下,药店都有盘损率的基本限额,如果超过此限额,就说明盘点工作可能存在异常情况,或该药店经营管理状况不佳,应重新盘点或查找经营管理中的缺陷。

二、赛前演练

(一)演练任务

张店长对员工小何说:"本季度末,我们门店将进行一次全面的药品盘点,本次盘点由你来负责相关事宜。"小何听到之后,便有序地开始准备药品盘点工作。

任务:能完成药品盘点工作。

(二)操作步骤

操作步骤如表 8-1-3 所示,实存账存差异如表 8-1-4 所示。

表 8-1-3　操作步骤表

序号	操作步骤	操作标准	注意事项
1	盘点前准备	(1) 环境整理 (2) 单据整理 (3) 药品整理 (4) 工具准备	对盘点人员进行培训,尤其是新员工或者实习生
2	落实盘点时间和人员	(1) 下班后进行盘点 (2) 两人一组,一人负责点实物,另一人负责在盘点表上填写数字并计算金额	进行初盘、复盘、抽盘和数据填写,不重复、错乱
3	任务分工	按照药品柜组分类进行划分任务,并正确划分盘点路线	合理分工,避免重复盘点、漏盘
4	进行盘点	(1) 采用复式平行盘点法,并填写药品盘点表 (2) 先点仓库、冷冻库,再点卖场;盘点货架或冷冻柜时,依序由左而右,由上而下操作;每一货架或冷冻柜均视为独立单位,使用单独的盘点表	
5	形成盘点结果	根据原始盘点表形成盘点结果表	客观形成盘点结果
6	分析处理	录入电脑系统进行对账,盘盈、盘亏原因进行分析	根据盘点结果找出问题,并提出改善对策

表 8-1-4　实存账存差异表

门店：　　　　　　　　　　　　　　　　　　　　　　　　　　年　　月　　日

序号	药品名称	规格	单位	实存		账存		对比结果				备注原因
								盘盈		盘亏		
				数量	金额(元)	数量	金额(元)	数量	金额(元)	数量	金额(元)	

初盘人：　　　　复盘人：　　　　对账人：　　　　　　主管(经理)：

（三）学习结果评价

学习结果评价如表 8-1-5 所示。

表8-1-5 学习结果评价

序号	评价内容	配分	评分标准	自评	互评	考评	均分
1	盘点前的环境整理	15	（1）告知商品供应商3分 （2）提前提示顾客3分 （3）区域划分合理，人员配备到位3分 （4）发放盘点表3分 （5）整理盘点环境3分				
2	盘点前的单据整理	18	（1）整理送货单据3分 （2）整理变价单据3分 （3）整理销货单据3分 （4）整理报废品单据3分 （5）整理赠品单据3分 （6）整理移仓单据3分				
3	盘点前的药品整理	18	（1）货架药品整齐陈列3分 （2）不允许上架药品撤出货架3分 （3）一物一架，物价相符3分 （4）待处理药品有特定放置处，有记录3分 （5）通道、死角无药品3分 （6）内仓药品整理摆放3分				
4	盘点前的工具准备	5	如采用人工填写的方式，则需准备盘点表、计算器和不同颜色的笔等5分				
5	盘点过程	12	（1）盘点顺序按区域逐架逐排，由左而右、由上而下3分 （2）药品清点时，团队合作，一人初盘、一人复盘、一人抽盘(不同颜色笔记录)3分 （3）复盘更换负责人3分 （4）每个药品都盘出数量和金额3分				
6	盘点结束	32	（1）全部回收盘点表4分 （2）盘点表上全部签名齐全4分 （3）盘点表上药品单位、数量、金额正确4分 （4）清点营业现金和备用金，并登记4分 （5）盘点结果集中输入电脑4分 （6）进行地面清扫工作4分 （7）店长对盘点结果差错进行处理4分 （8）为正常营业做准备4分				
		合计					

工作任务 8-2　药品门店核算

 岗位情境

　　小张最近升任某一连锁药品销售企业的药店店长,总部要求他完成相关门店核算工作,例如门店年度销售额为 236 万元,销售成本为 158 万元,需要计算药店本年度实际毛利及毛利率。

　　思考:店长小张该如何开展门店核算工作呢?

知识目标
- 掌握药品核算的方法和差错率指标核算。
- 熟悉核算的内容和重要性。
- 了解核算的概念。

能力目标
- 能完成药品门店核算工作。

素质目标
- 养成实事求是、求真务实的工作作风。

药德榜样

　　小李和小周是某连锁药店的同事,小李是门店资深员工,由于工作踏实认真,多次被评为该门店的年度优秀员工,小周是刚入职不久的新员工,聪明机灵但却喜欢投机取巧。在某次门店核算过程中,小李和小周发现门店账面与实际不符,担心被店长责骂的小周劝说小李通过篡改核算数据蒙混过关,却被小李严词拒绝。小李语重心长地和小周说明了门店核算的重要性,劝说小周核算工作要脚踏实地,实事求是,诚实面对错误。在小李的劝说下,小周认识到自己的问题,主动向店长承认了自己的错误,并表示以后会根据实际情况进行核算,踏踏实实做好自己的工作,做一个诚信务实的药学工作者。

　　门店核算能帮助门店以最少的费用支出换取最大的经济效益,有助于门店调动员工的积极性,完善管理。药学工作者一定要秉持实事求是、求真务实的工作态度,做好自己的本职工作。

职业能力 8-2-1 完成药品门店核算工作

一、基本知识

（一）门店核算的概念

门店核算是通过记账、算账，对药品流通过程中的人、财、物的消耗和经济成果进行对比分析，达到以最少的人力、物力消耗，做最大的经营业务活动，并取得相应的资金积累。药品零售企业几乎每天都要结算，尤其是药品连锁销售企业。

（二）门店核算的内容

1. 资金核算　资金核算包括门店资金筹集和运用的核算。主要有资金筹集管理、流动资金管理、固定资金管理等。通过资金核算，合理筹措使用资金，提高资金利用效果。

2. 费用核算　费用核算包括药品流通费用的核算和其他开支的核算。费用和开支是药品流通的耗费。通过费用核算，既要保证药品经营的需要，又要节约费用支出，降低成本，提高经济效益。

3. 利润核算　利润核算包括税金和利润的核算。企业正确计算销售收入和利润，依法纳税，按规定合理分配税后利润，正确处理国家、企业和员工之间的物质利益关系。

（三）门店核算的重要性

1. 有利于保护企业财产物资的安全　对门店资金和财产进行连续、全面、系统地门店核算，防止各种门店财产物资的丢失，切实保护企业财产物资的安全。

2. 有利于企业向积极方向发展　药品企业通过经济核算，有利于企业按照市场经济规律发展，遵守国家的财经法规、财经制度和财经纪律等，使企业按正确的经济方向积极开展市场竞争。

3. 有利于提高企业的经济效益　通过药品企业经济核算，有利于保证药品流通，合理利用人力、物力、财力，节约费用开支，提高企业经济效益。

4. 有利于提高企业的管理水平　药品企业通过经济核算，可发现企业经营中的不完善或者薄弱环节，加强经营管理，提高经济效益，合理开展绩效分配，使企业责、权、利明确，调动企业班组职能部门的积极性。

（四）门店核算方法

药品销售企业在经营过程中，需要对各类开销进行核算，包括门店租金、装潢费、水电费、物业费、人力成本费、药品成本费等。如果在某些环节出现误差，将直接影响经营利益。一般药店的费用可以分为固定成本和变动成本。

固定成本即固定费用，即短期内不随企业的变化而变化的费用，包括设备费用如装潢、经营设备折旧、租金、保险费等；维持费用如水电费、消耗品费、事务费、工杂费等。

变动成本即可变费用，是指产品成本中随销量变动而变动的费用，如奖金、营业税额等。

当门店开展核算时，首当其冲的便是进行营业额估算。对于开店之后第一个年度的营业额，可以依照市场调查、药店位置条件、经营能力、与同行之间的比较而加以估算。第二年以后则可根据宏观经济情况和居民的消费支出情况，结合门店的年度增长情况予以估算。

若中途有改扩建计划时,在对营业额的估算要将其考虑在内。

核算毛利时,很多工作人员往往在经营过程中对某个产品单独计算,例如某供货商配送某生产厂家的清火栀麦片,进货价是5.8元/盒,售价是13.6元/盒,如果该店进货1件(50盒),那么该单品的毛利为(13.6－5.8)×50＝390元;另一种方法叫估算法,即对本店每个月营业额按照进货的利润百分比进行核算,按照药品利润点乘以月营业额,就等于该月的毛利润,如某药店本月销售70 000元营业额,本店一般利润百分比是55%,那么该店的毛利为:70 000×55%＝38 500元。

利润:营业收入减去一切开支费用。

盈利:药品销售企业在经营的一定时期内,企业营业收入的金额大于全部支出的金额称为盈利;反之,称为亏损。

毛利润:销售收入与销售成本的差值。

毛利率:销售毛利与销售额的百分比。

销售扣率:指药品实际进价与零售价或者批发价之比,直观地反映药品销售的毛利水平。

销售税金:是按照国家法律规定的纳税所实现的税款,具有法令性。零售企业交纳的销售税金包括增值税和地税两部分,按药品的销售收入进行计算。

有关计算如下:

$$进货折扣率 = \frac{原价格 - 折后价格}{原价格} 100\%$$

$$毛利 = 药品销售收入 - 药品销售成本$$

$$毛利率 = \frac{毛利}{药品销售额} \times 100\%$$

$$销售税金 = 销售收入 \times 税率$$

$$营业利润 = 毛利 - 费用 - 销售税金$$

【例8-1】某药店12月份销售额为15万元,销售成本为9.7万元,试计算药店本月实际毛利及毛利率。

解: 毛利＝15－9.7＝5.3(万元)

毛利率＝5.3/15×100%＝35.3%

【例8-2】某药店第一季度销售额为604 000元,核定毛利率为25%,费用率为10%,税率为4.92%,计算药店第一季度营业利润。

解: 毛利＝604 000×25%＝151 000(元)

费用＝604 000×10%＝60 400(元)

税金＝604 000×4.92%＝29 716.8(元)

营业利润＝151 000－60 400－29 716.8＝60 883.2(元)

(五)差错率指标核算

门店在药品销售过程中会发生长款和短款现象(表8-2-1)。长款是指实收销货款多于应收销货款;短款是指实收销货款少于应收销货款。

表8-2-1　长(短)款报告单

门店：　　　　　　　　　　　　　　　　　　　　　　　　　　　　年　　月　　日

应收金额		实收金额		长(短)款	
原因					
柜组意见					
审批意见					

财务负责人：　　　　　　审核人：　　　　　　报告人：

　　差错率是指门店在经营过程中发生的长款、短款额所占药品销售额比例的最高限额。在进行指标核算时,应该对规定的差错率从严控制,长款、短款应分别核算,不得相互抵消。如果长款、短款之和与销售的万分率超过差错率指标,则应该及时查找原因,根据不同情况做出相应处理。门店发生长款、短款时,应填写长、短款报告单。

$$差错率=\frac{长款+短款}{药品销售额}\times100\%$$

　　【例8-3】某药店心血管系统柜台本月销售额为28万元,其中降压类药物发生长款800元,降糖类药物发生短款350元,辛伐他汀发生短款80元,求门店销售差错率。

　　解：

$$差错率=\frac{800+350+80}{280\,000}\times100\%=4.4\%$$

二、赛前演练

(一)演练任务

　　某药店1月份药品的销售成本为10万元,销售总额为15万元;2月份购进药品的销售成本为7万元,销售总额为13万元;3月份购进药品的销售成本为8万元,销售总额为15万元。

　　任务:根据费用率10%,税率4.92%,请计算出该季度的销售成本、销售总额、实际毛利、毛利率和营业利润。

(二)操作步骤

　　操作步骤如表8-2-2所示。

表8-2-2　操作步骤表

序号	操作步骤	操作标准
1	计算销售成本	销售成本=1月份销售成本+2月份销售成本+3月份销售成本
2	计算销售总额	销售总额=1月份销售总额+2月份销售总额+3月份销售总额
3	计算实际毛利	实际毛利=销售总额-销售成本

续 表

序号	操作步骤	操作标准
4	计算毛利率	实际毛利率＝实际毛利/销售总额×100％
5	计算营业利润	营业利润＝实际毛利－费用－销售税金

（三）学习结果评价

学习结果评价如表8－2－3所示。

表8－2－3　学习结果评价

序号	评价内容	配分	评分标准	得分
1	销售成本	15	正确计算出销售成本15分	
2	销售总额	15	正确计算出销售总额15分	
3	实际毛利	15	正确计算出实际毛利15分	
4	毛利率	15	正确计算出毛利率15分	
5	营业利润	40	正确计算出营业利润40分	

 灿烂民族医药

蒙医药——马背上的医药传奇

蒙医药是诞生于马背上的瑰丽明珠,是中华民族医药中的重要瑰宝,是杏林文化中的绚烂宝藏。蒙医药文化传承了蒙古族先民的无穷智慧,逐步形成了具有鲜明民族文化、地域特点和独具特色的理论体系的民族传统医学。蒙古族是游牧民族,长期的放牧和迁徙,让他们不得不面对寒冷、风雪等极其恶劣的生活环境,在与大自然的一系列抗争中,蒙医药应运而生。蒙古族聚居地常年寒冷而潮湿,所以蒙古族先民在热敷疗法基础上发展出了灸疗法,且擅用火针。火针是将针尖用火烧红并迅速刺入穴内,产生温经散寒,通经活络的作用。饮食疗法在蒙医药中也占有重要的地位,由于草原上物资较为贫瘠,所以为了御寒,蒙古族的日常饮食常以能提供较多能量的牛羊等肉制品和营养丰富的奶制品为主。例如蒙古族疗效独特的"策格疗法","策格"指的就是经过发酵的酸马奶,服用后能助消化、调理胃火、治疗胃病、祛除病邪等。蒙古族是马背上的民族,在草原上驰骋常会发生摔伤、骨折等创伤,也因此积累了丰富的正骨疗伤经验,如今,蒙医正骨术已入选国家非物质文化遗产。近年来,蒙医药与现代医学相结合,治愈了许多疑难杂症,得到了越来越多人的认可。各民族医药在华夏大地上百花齐放,除蒙医药以外,藏医药、维吾尔医药、傣医药、壮医药、瑶医药等都是我国灿烂民族医药的重要组成部分,我们医药学子仍需共同努力,传承我国民族医药的巨大财富,同心协力将我国民族医药发扬光大。

请扫描二维码

练一练

（罗统勇、吴　霜）

参考文献

1. 石少婷. 药店零售与服务技术[M]. 北京:人民卫生出版社,2022.
2. 王桂梅,于勇. 药店零售与服务技术[M]. 北京:中国医药科技出版社,2020.
3. 国家药品监督管理局执业药师资格认证中心. 药学综合知识与技能[M]. 北京:中国医药科技出版社,2022.
4. 叶真,丛淑芹. 药品购销技术[M]. 北京:化学工业出版社,2022.
5. 梁春贤,俞双燕. 药店经营与管理[M]. 北京:中国医药科技出版社,2017.
6. 丛淑芹,丁静. GSP实用教程[M]. 北京:中国医药科技出版社,2021.
7. 朱华,田慧,蔡毅. 壮药学[M]. 南宁:广西科学技术出版社,2015.
8. 苏瑗淇,刘文艳. 临床药物治疗学[M]. 北京:中国医药科技出版社,2021.
9. 占堆,多吉次仁,梅之南. 藏医药学发展简史[J]. 医药导报,2019,38(04):456-460.
10. 代云云,谢晓蓉,王茂鹤,等. 我国四大民族医药体系概述[J]. 中华中医药杂志,2021,36(03):1522-1525.
11. 杨卓玛. 藏医药特色浅议[J]. 西部中医药,2014,27(04):54-57.
12. 范建华,谢唐贵,曹斌,等. 广西瑶医药研究现状及发展对策[J]. 中国中医药图书情报杂志,2015,39(03):5-7.
13. 李彤,马建泽,张曼. 瑶医学"医养结合"的基础内涵与方式初探[J]. 黔南民族医专学报,2018,31(02):119-121,135.
14. 秦迅云,李彤. 中国瑶医学[M]. 北京:民族出版社,2001.
15. 李彤. 瑶族医药:飞出大瑶山的金凤凰[N]. 中国中医药报,2016-05-09(004).
16. 梁考云,王雪妮,杜俊芳. 壮瑶医药医养结合的发展优势和前景[J]. 中国民族医药杂志,2019,25(04):65-67.
17. 广西壮族自治区壮药质量标准第一卷(2008年版)[S]. 广西:广西科学技术出版社,2008.
18. 广西壮族自治区壮药质量标准第二卷(2011年版)[S]. 广西:广西科学技术出版社,2011.
19. 广西壮族自治区壮药质量标准第三卷(2018年版)[S]. 广西:广西科学技术出版社,2018.
20. 韦松基. 实用壮药学[M]. 北京:北京大学出版社,2016.
21. 庞宇舟,曾淑文. 壮医药历史、现状与存在的问题[J]. 中国民族医药杂志,2008(08):1-3.
22. 陈诚. 药店顾客服务[M]. 上海:复旦大学出版社,2021.

图书在版编目(CIP)数据

药店零售与服务技术/夏梦,陈诚主编. —上海：复旦大学出版社，2023.6
药学类专业新型活页式教材
ISBN 978-7-309-16868-6

Ⅰ.①药… Ⅱ.①夏… ②陈… Ⅲ.①药品-专业商店-零售-商业服务-教材 Ⅳ.①F717.5

中国国家版本馆 CIP 数据核字(2023)第 094136 号

药店零售与服务技术
夏 梦 陈 诚 主编
责任编辑/高 辉

复旦大学出版社有限公司出版发行
上海市国权路 579 号 邮编：200433
网址：fupnet@ fudanpress.com http://www.fudanpress.com
门市零售：86-21-65102580 团体订购：86-21-65104505
出版部电话：86-21-65642845
上海四维数字图文有限公司

开本 787 毫米×1092 毫米 1/16 印张 13.25 字数 322 千字
2023 年 6 月第 1 版
2023 年 6 月第 1 版第 1 次印刷

ISBN 978-7-309-16868-6/F · 2978
定价：50.00 元